Christine Fuchs

7 Minuten
Räucher genuss

Atempausen
für jeden Tag

nymphenburger

Inhalt

Einleitung

Die Sache mit Kalendern

Kann es sein, dass die elektronischen Kalender mit ihren vielen Features die Liebe zu richtig handfesten, schön gestalteten Kalendern erst richtig angeheizt haben? Bereits Wochen vor dem Jahreswechsel halten wir Ausschau nach einem würdigen Nachfolge-Exemplar. Und entscheiden uns entweder getreu dem Motto „the same procedure as every year" oder wagen uns an Jahresweiser mit Tagebuch- und Journaling-Charakter.

Dabei spiegelt die getroffene Auswahl unsere Vorlieben: Von pragmatisch-schlicht bis aufwändig-glamourös. Doch haben wir uns mal gefragt, was hinter dieser 7-Tage-Einteilung steckt? Weshalb wir manchmal beim Aufwachen Orientierung suchend in Raum und Zeit als allererstes überlegen, welchen Wochentag wir heute haben? Ein Vertun kann den gesamten Tag durcheinanderbringen und zu Missverständnissen führen. Weshalb beschäftigen wir uns schon beim Aufwachen mit der Wochenstruktur? Welche Qualitäten sind den Wochentagen zugeordnet? Eine nur scheinbar banale Frage. Denn: Wenn wir um die Energien eines Tages wissen, können wir diese in unsere Planungen einfließen lassen und bewusst und achtsam durch die Woche navigieren. In der Forschung über die Rhythmen unseres Lebens hat sich gezeigt, dass ein Siebener-Rhythmus einen positiven Einfluss auf psychischer, wie auch auf körperlicher Ebene hat. In dieser Zeitspanne können wir lernen, flexibel zu reagieren z. B. auf Stress oder Verletzungen. In den Wochentagsnamen erkennen wir, woran sich unsere Vorfahren orientiert haben, um sich in Raum und Zeit zu bewegen: an den Himmelskörpern – Sonne, Mond, Mars, Merkur, Jupiter, Venus und Saturn. Mit bloßem Auge erkennbar, galten sie den Menschen als Planeten, dem griechischen Begriff für „Wanderer". Astronomisch gesehen sind Sonne und Mond gar keine Planeten. Für unsere Vorfahren zählte aber die seelische Betrachtung der beiden Himmelskörper, sodass sie in diesem Sinne durchaus als Planeten „durchgehen". So verschieden diese am Firmament aussehen, so unterschiedlich nehmen wir die Qualität der Wochentage wahr. Zumal diese Göttern zugeordnet waren, womit sie wahrlich göttliches Potential in sich tragen. Diesen Planeten-Assoziationen haben wir die Dynamik der 7 Wochentage zu verdanken.

Die Kombination von Räucherungen mit der Energie der Wochentage vertieft die Verbindung zur Natur. Sie bringt einen feinstofflichen Aspekt in den Alltag. Düfte sind die Schnellstraße zu unseren Gefühlen, sie sorgen für Orientierung, Klarheit und Stabilität. Wir können uns von Ungewolltem und Belastendem reinigen und uns ausrichten auf das, was wir wollen. Jede Räucherung stärkt die Intuition, die innere Stimme und unseren Zugang zur Spiritualität. Warum also auf besondere Gelegenheiten warten, um zu räuchern, wenn wir jeden Tag damit zu einem Freudentag machen können?!

> *„Jeder Tag ist ein kleines Leben – jedes Erwachen und Aufstehen eine kleine Geburt, jeder frische Morgen eine kleine Jugend, und jedes zu Bett gehen und Einschlafen ein kleiner Tod."*
>
> **Arthur Schopenhauer**

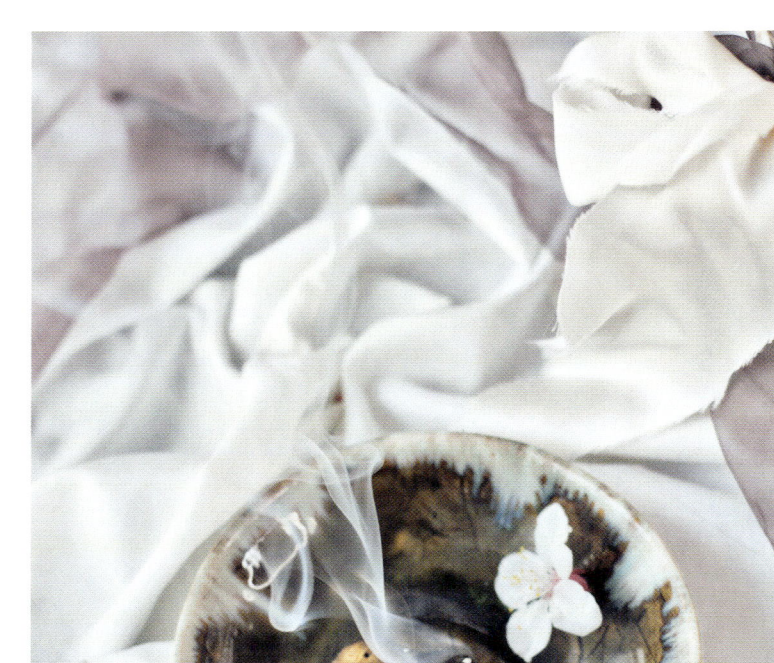

Montag

Hallo, neue Woche!

In unserem Kulturraum gilt der Montag als erster Tag in der Woche und die Qualität seines Starts ist für viele ein Omen für den ganzen Tag, wenn nicht sogar für die gesamte Woche. Wenn ein Gegenstand permanenten Ärger verursacht, sprechen wir beispielsweise von einem „Montagsauto", denn ihm haftet das Image eines Unglückstages an. Doch das ist alles andere als nachvollziehbar und schon gar nicht gerechtfertigt, wenn wir uns die Geschichte des Montags vergegenwärtigen und uns klarmachen, was wir ihm zu verdanken haben.

Der Montag ist das,
was du draus machst

Schon unsere Vorfahren haben sich vor über 30.000 Jahren vor Christus am Montag orientiert, wie eine Knochentafel mit den entsprechenden Einkerbungen aus einer Höhle in der Dordogne belegt. Über zig Jahrtausende haben sich die Menschen am Mond orientiert. Mit der Zunahme der Bevölkerung und weitreichenderen Handelsnetzen, die genauere Terminabsprachen voraussetzten, um verlässlich zu funktionieren, offenbarten sich die Schwächen des Mondkalenders. Unter Cäsar im römischen Reich fand der Umschwung zum Sonnenjahr statt, an dem sich die Ägypter schon längst orientierten. Fortan galten 365 Tage im Jahr als Basis, auf der sich der heutige gregorianische Kalender mit seinen 7 Wochentagen stützt.

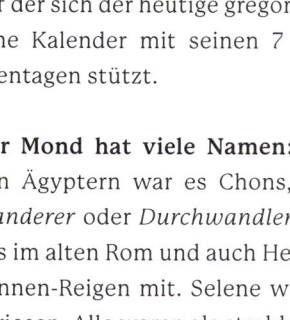

Dem Montag ist der Mond zugeordnet, der wie die Sonne eine planetarische Sonderstellung einnimmt und deswegen in nahezu allen alten Kulturen als Mondgott oder -göttin verehrt wurde.

Der Mond hat viele Namen: Bei den Ägyptern war es Chons, der *Wanderer* oder *Durchwandler* des Himmels. Luna und Diana waren es im alten Rom und auch Hekate mischte im römischen Mondgöttinnen-Reigen mit. Selene wurde bei den Griechen an Vollmond gepriesen. Alle waren als strahlende und lieblich leuchtende Göttinnen dargestellt und hatten den Sonnengott als Bruder an ihrer Seite. Die nordische Mythologie kennt gleich drei Mondgottheiten: Mani, den wir im altdeutschen Begriff Manatag für Montag noch finden, Heimdall und die weibliche Thrud.

Starte mit der Mondkraft gut in die Woche

Sein sich ständig änderndes Erscheinungsbild macht den Mond so besonders. Symbolisch verkörpert er das Unbewusste, das in der Dunkelheit der Nacht, im Verborgenen und Heimlichen bleibt. Dem Weiblichen zugeordnet, weswegen wir auch von der Mond*in* sprechen, finden wir darin die Aspekte Gefühl, Mitgefühl, Empfinden, Geborgenheit und Intuition. Seine Energie hilft uns, die weiblichen Qualitäten zu stärken. Er verkörpert das passiv empfangende, während die Sonne das aktiv formende kosmische Prinzip verkörpert.

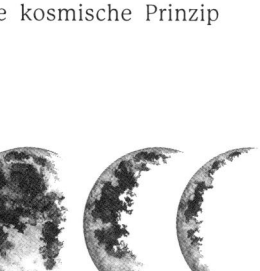

Eine wunderschöne Symmetrie
bilden die Mondphasen.

Zudem geht es heute, am Montag, um die subjektive, individuelle Wahrnehmung. Denn es sind nur die Winkel, die Sonne und Mond zueinander bilden, die uns die Mondphasen unterschiedlich wahrnehmen lassen. So können wir immer am Anfang der Woche überprüfen, was denn gerade unser ganz individueller Blickwinkel auf die vermeintliche Wirklichkeit ist und ob wir nicht auch aus einer anderen Richtung schauen könnten. Denn dadurch gewinnen wir neue Erkenntnisse auf die Themen dieser Woche. Erholt vom Wochenende und doch nicht hochmotiviert — das scheinen zwei widersprüchliche, jedoch montagstypische Empfindungen zu sein. Der Umschwung von der selbstbestimmten Freizeitgestaltung in die Verbindlichkeit und Vorgaben des Arbeitsplatzes kann die Stimmung trüben.

Untersuchungen zeigen, dass die Nacht von Sonntag auf Montag als die mit dem schlechtesten Schlafverhalten gilt und die Laune zum Wochenstart dadurch oftmals nicht gerade auf dem Höhepunkt ist. Doch der Montag bietet einzigartige Chancen, diese gilt es nur zu nutzen.

Geh mit wachsamen Augen durch die Natur, es gibt so viel, was du selbst sammeln kannst. Sei immer achtsam und dankbar dabei!

Klar, es gibt diverse Eckpfeiler wie Arbeitsbeginn und -ende, Präsenztermine sowie geschäftliche und private Online-Meetings. Organisationstalent und Flexibilität können gefragt sein zwischen Büro, Freizeitstress und weiteren anstehenden Anforderungen.

Vergeuden wir jedoch nicht gleich wieder die am Wochenende gesammelten Energien, sondern starten wohlüberlegt in die Woche.

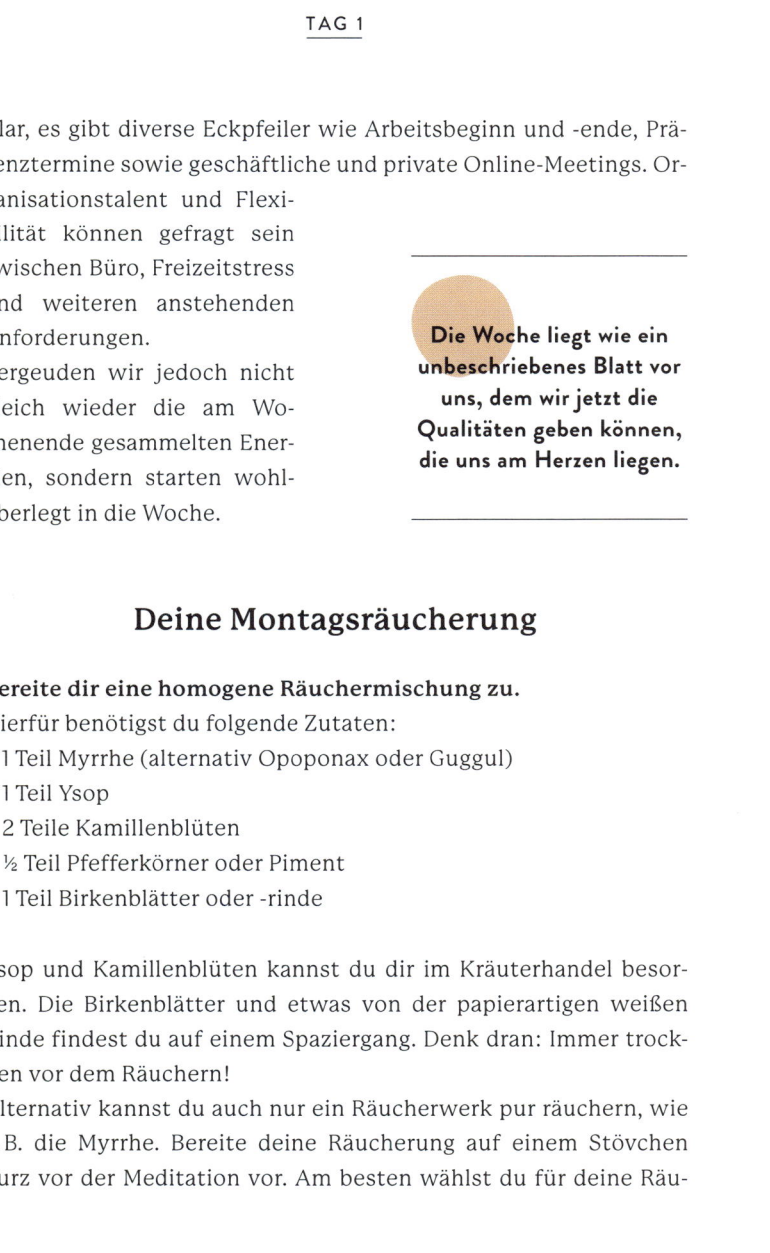

Die Woche liegt wie ein unbeschriebenes Blatt vor uns, dem wir jetzt die Qualitäten geben können, die uns am Herzen liegen.

Deine Montagsräucherung

Bereite dir eine homogene Räuchermischung zu.
Hierfür benötigst du folgende Zutaten:
- 1 Teil Myrrhe (alternativ Opoponax oder Guggul)
- 1 Teil Ysop
- 2 Teile Kamillenblüten
- ½ Teil Pfefferkörner oder Piment
- 1 Teil Birkenblätter oder -rinde

Ysop und Kamillenblüten kannst du dir im Kräuterhandel besorgen. Die Birkenblätter und etwas von der papierartigen weißen Rinde findest du auf einem Spaziergang. Denk dran: Immer trocknen vor dem Räuchern!
Alternativ kannst du auch nur ein Räucherwerk pur räuchern, wie z. B. die Myrrhe. Bereite deine Räucherung auf einem Stövchen kurz vor der Meditation vor. Am besten wählst du für deine Räu-

cherung immer dieselbe Uhrzeit. Du kannst das Räuchern auch kombinieren mit deiner morgendlichen Tasse Kaffee oder Tee und sie so zum Teil deiner täglichen Routine werden lassen

Übung

7 MINUTEN ZEIT FÜR DICH

Wenn du denkst, du hättest keine Zeit für eine Meditation, dann prüfe deine Morgenroutine: Wo lenkst du deine Energie in eine Richtung, die weniger deiner spirituellen Entwicklung dient, als der Ablenkung, wie zum Beispiel das Surfen, Liken und Posten in den Sozialen Medien, was schnell zu einem wahren Energiefresser ausufert.

Überlege dir, wie sinnhaft welcher Start in die Woche ist. Nimm dir die Zeit und lass dafür andere unnötige Zeitfresser einfach weg. Lege hier für dich fest, wovon du diese Woche weniger machen möchtest:

* _____

_____

_____

_____

GUTE QUALITÄTEN
FÜR DEINE WOCHE

- Sitze aufrecht auf einem Stuhl, die Füße auf dem Boden, die Hände mit den Handflächen nach oben auf den Oberschenkeln. Schließe die Augen.
- Wenn du magst, halte einen Mondstein in der Hand.
- Atme in dein Herz ein und zwischen deinen Schulterblättern aus. Alle Anspannung weicht durch das Ausatmen von dir.
- Lenke deine Aufmerksamkeit auf deine Hände, spüre die Handflächen, -rücken und jeden Finger.
- Lenke deine Aufmerksamkeit auf deine Füße, auf Fußgewölbe und Fersen, jeden Zeh und den Fußrücken. Spüre, wie deine Hände und Füße anfangen zu kribbeln.
- Wähle eine Montags-Qualität und sage diese leise vor dich hin, zum Beispiel: "Ich bin Intuition".
- Stell dir vor, wie die Qualität alle Wochentage, alle deine Vorhaben und Taten durchdringt. Die ganze Woche liegt vor dir, mache das Beste aus ihr.

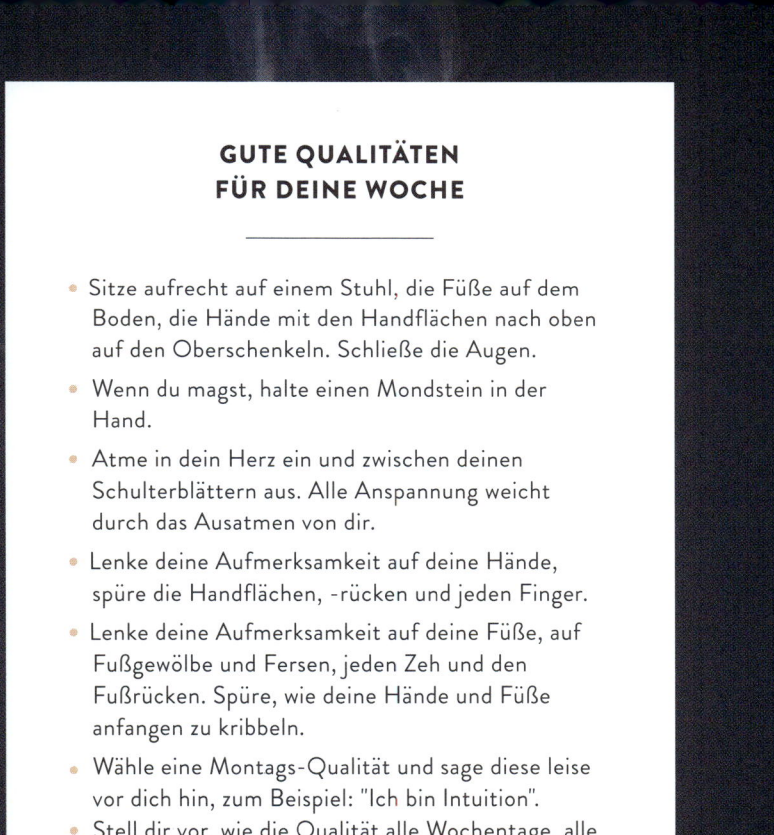

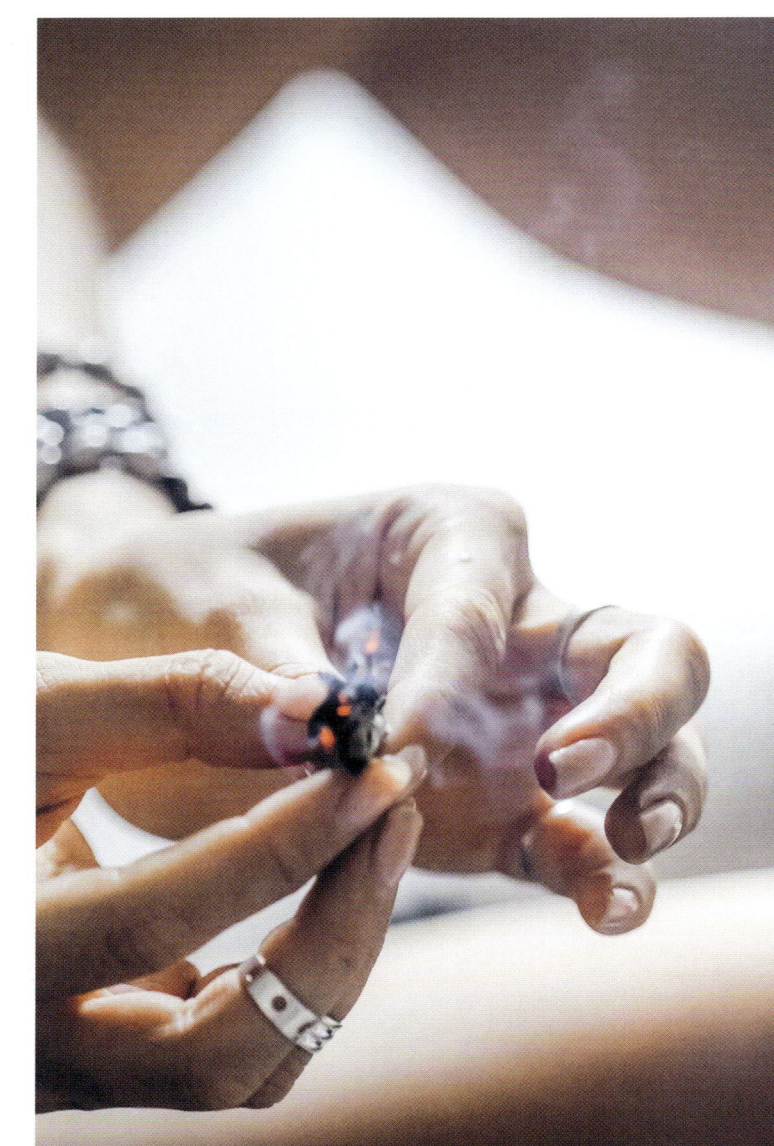

Dienstag

Der erste Vitaltag

Die Begriffe Tag und Arbeitstag existieren, indem wir unter Ersterem die Stunden der Helligkeit, unter Zweiterem einen klar umrissenen Zeitraum von Arbeitsaktivität verstehen – eigentlich! Doch die derzeitigen Veränderungen in der Arbeitswelt, angefangen vom Homeoffice bis zur Rund-um-die-Uhr-Erreichbarkeit per Handy, Messenger und E-Mail besiedeln sämtliche Zeitfenster. Bis vor kurzem noch etablierte Grenzen zwischen Arbeits- und Freizeit, zwischen Werktag und Wochenende verwässern zunehmend. Umso mehr braucht es für unsere physische und psychische Gesundheit eine andere Art der Wochenstruktur und inneren Anbindung, durch die wir die Energie der Wochentage sinnvoll nutzen und uns seelisch nähren.

Nutze die Dienstagsenergie

Der Dienstag wird als besonders tatkräftiger und energiegeladener Wochentag empfunden, an dem die Woche für die meisten erst so richtig anfängt. In den romanischen Sprachen drückt sich der Mars für den Dienstag noch aus: im Französischen als Mardi, im Italienischen als Martedi und im Spanischen als Martes. Als einer der wichtigsten Göttergestalten im alten Rom galt er nicht nur als Kriegs-, sondern auch als Vegetationsgott. Seine Entsprechung findet er im germanischen Gott Tyr bzw. Tywaz und Ziu. Die unterschiedlichen Namensgebungen mögen verwirrend sein, doch müssen wir uns verdeutlichen, dass die verschiedenen Gottheiten oft regional anders benannt waren, wofür Dialekt und Lautverschiebungen verantwortlich sind. Ihre Eigenschaften konnten ebenfalls je nach Region variieren. Tyr und Tywaz waren als die „Leuchtenden, Strahlenden" unterwegs und sorgten dafür, dass die Gesetze von Mutter Erde eingehalten wurden. Der germanische Gott Ziu zeichnete sich zudem durch seine Tapferkeit aus. Er sollte, kampfbereit wie er war, den Sieg bringen.

Pack es an

Am Dienstag sind wir am aktivsten, wir packen Dinge an und schreiten zur Tat. Da scheinen die Kräfte des Mars ihre volle Wirkung zu zeigen. Er beschert uns die Aspekte Energie, Willens- und Tatkraft, Durchsetzung, Initiative, Kreativität, Engagement und Spontanität. Deswegen haben die Menschen früher den Dienstag als Wochentag für den Warenhandel und bei Gerichtsprozessen bevorzugt. Dienstags geschlossene Ehen sollten einen günstigeren Verlauf nehmen. Die Vitalitätskurve zeigt jetzt also nach oben, wir

ERHOLUNG VOM DIENSTAGSTRUBEL

Bereite dir eine homogene Räuchermischung zu. Mische dafür folgende Zutaten:

Je 2 Teile Minze, Brennnessel, Wermut, Thymian und Rosmarin, 1 Prise Kampfer

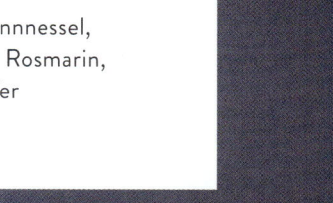

steigern das Tempo, fühlen uns wacher und Dinge, die gestern noch bleischwer auf uns lasteten, gehen nun wie von selbst von der Hand. Allerdings kann uns ein Übermaß der feurigen Marsenergie auch zu unüberlegtem Handeln verführen, dann schießen wir womöglich übers Ziel hinaus, was wiederum zu Unstimmigkeiten führen kann.

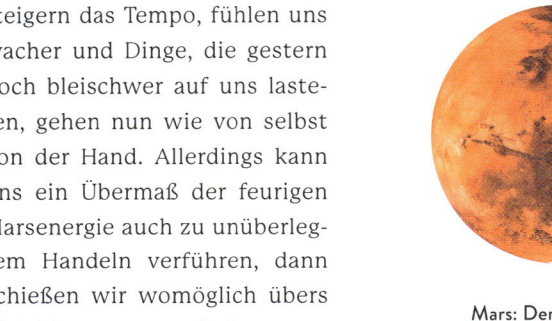

Mars: Der rote Planet.

Ruhe und Erholung gehören nicht zu den Tagesqualitäten des Dienstags, der innere Drang, heute vorankommen zu wollen, kann uns sogar in Hektik ausbrechen lassen.

Solltest du dich heute für nur einen Räucherstoff entscheiden, dann wage dich an die Brennnessel, die du übrigens wie alle Räucherstoffe nur in getrocknetem Zustand verräucherst und am besten auf das Drahtsieb eines Stövchens legst. Die Brennnessel mit ihrer konzentrierten Vitalität spiegelt perfekt die Marsenergie wider, beeindruckt jedoch nicht durch ihren Duft. Trotzdem sollten wir ihr gerade am Dienstag eine Chance geben, mit ihr den Tag zu beginnen. Sie wärmt uns, spornt das Lebensfeuer an, hilft, uns innerlich zu strukturieren und bestärkt darin, sich zu öffnen und optimistisch sowie voller Freude durchs Leben zu gehen. Du wirst sie überall finden können, sie ist weit verbreitet in unseren Breitengraden.

Doch Vorsicht beim Sammeln: Nimm Handschuhe mit, denn sie löst bekanntlich ein Brennen aus, wenn deine Haut mit ihr in Berührung kommt. Nach ca. 2 Wochen ist sie getrocknet und du kannst sie benützen.

Solltest du dich nicht mit der Brennnessel anfreunden können, kannst du es dir auch ganz einfach machen: Schau in deinen Gewürzschrank, dort findest du vielleicht Thymian oder Rosmarin als Küchengewürz, egal ob gerebelt oder pulverisiert. Auch diese beiden kannst du für deine Dienstags-Räucherung auf einem Räucherstövchen verduften lassen.

7 Minuten für die kleinen Dinge im Leben

Heute richten wir uns ganz auf unser Tun und Handeln aus. Bevor du heute Morgen loslegst und dich ans Abarbeiten diverser Erledigungen machst, schau dir erst an, was du dir vorgenommen

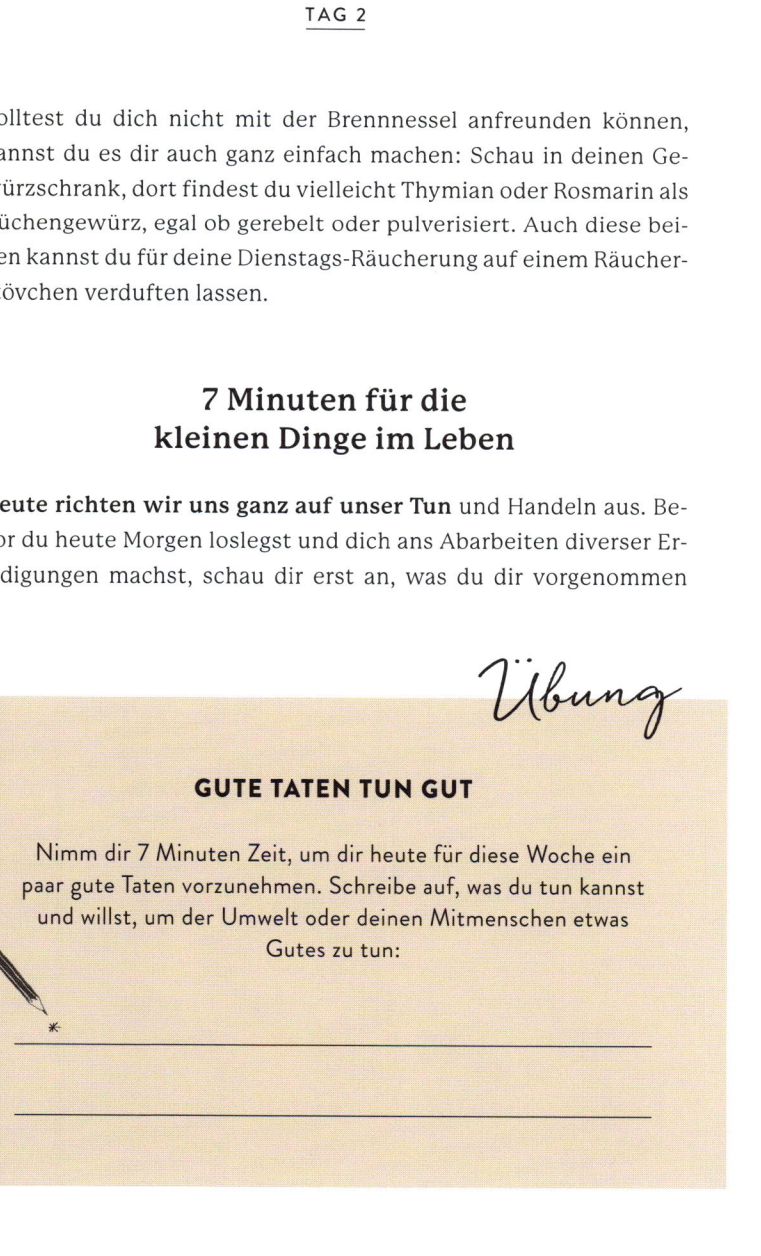

Übung

GUTE TATEN TUN GUT

Nimm dir 7 Minuten Zeit, um dir heute für diese Woche ein paar gute Taten vorzunehmen. Schreibe auf, was du tun kannst und willst, um der Umwelt oder deinen Mitmenschen etwas Gutes zu tun:

hast und mit welchen Handlungen das verbunden ist. Frage dich: „Dienen meine Vorhaben nicht nur meinem eigenen Wohl, sondern auch dem meiner Mitmenschen, der Erde, der Natur?" Verzichte auf Vorhaben, bei denen du nicht sicher bist, ob sie störend für jemand anderes sein könnten.

Beziehe auch deinen Blick auf das Wohl der Erde mit ein. Wo könntest du in deinen Handlungen sorgfältiger mit ihr umgehen? Wo kannst du auf achtloses Konsumieren verzichten bzw. bewusst einkaufen und für Nachschub sorgen? Hier gibt es unendlich viele Möglichkeiten, wie wir uns alle noch optimieren können. Du könntest dir beispielsweise für die gesamte Woche vornehmen, nichts in Plastik Verpacktes zu kaufen, statt zum Duschgel zur Seife zu greifen etc. Denke an die kleinen Taten, die nicht weniger effektiv sind als die großen. Denke an den Flügelschlag eines Schmetterlings, dessen Energiewellen sich rund um den Globus ausbreiten.

Nutze die heutigen Marsqualitäten, um dich ganz bewusst für gute Taten aufzuladen. Denn wenn die Marsenergie nicht fließen kann, dann wirkt sie selbstzerstörerisch und wir fühlen uns ohnmächtig einer Situation ausgeliefert.

Ein Tipp, den du für alle Tage umsetzen kannst: Such dir für jeden Tag eine schöne Postkarte aus mit einem Motiv, das dir beim Anschauen Freude bereitet. Nimm einen permanent haltbaren Stift und notiere dir die Affirmationen des jeweiligen Tages darauf. Du kannst auch deine eigenen Worte wählen, sie sollten eben dem Sinn der Tagesenergie entsprechen. Diese Karte wird dein Begleiter am entsprechenden Wochentag. Du kannst sie an deinen Schreibtisch stellen, in deiner Handtasche bei dir haben, an einem Ort platzieren, an dem du dich tagsüber regelmäßig aufhältst oder vorbeiläufst, so dass immer wieder dein Blick darauf fällt.

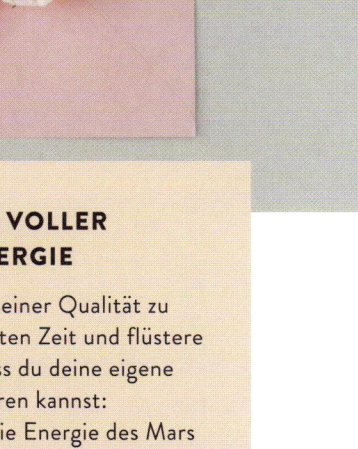

7 MINUTEN VOLLER MARSENERGIE

Um den Dienstag in seiner Qualität zu nutzen, nimm dir 7 Minuten Zeit und flüstere folgenden Satz so, dass du deine eigene Stimme gut hören kannst:
„Meine Absicht ist es, die Energie des Mars einzuladen und sie heute in meinem Körper wahrzunehmen und zu spüren. Ich vertraue darauf, dass mir diese Energie heute die richtigen Impulse schenkt."
Wichtig ist, diese Absicht über den Tag hinweg lebendig zu halten. Also erinnere dich immer wieder daran. Das kannst du mit einer einfachen Affirmation machen: Ich spüre heute eine vitalisierende Energie in mir.

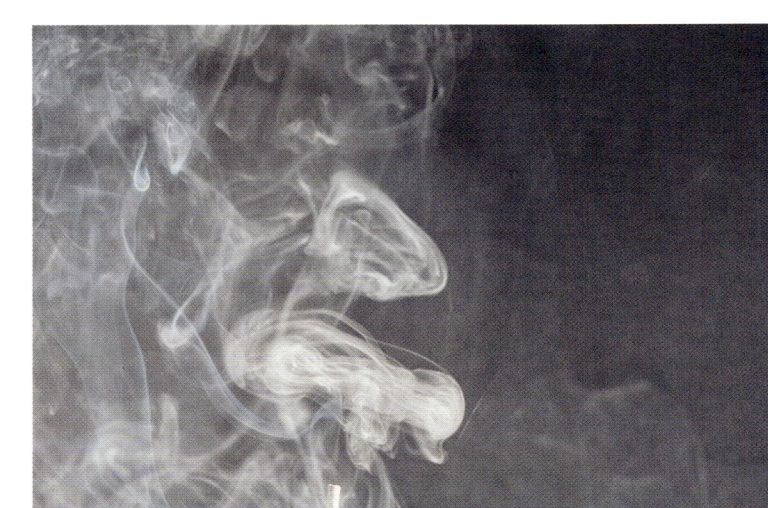

Mittwoch

Die goldene Mitte

Der Mittwoch liegt wie ein offenes Geheimnis vor uns, denn oberflächlich betrachtet scheint seine Bedeutung ganz klar: Er liegt eben in der Mitte der Woche. Der Wochenbeginn war nämlich in der christlichen Zeitrechnung der Sonntag. Als Tag 3 thront er ebenfalls mittig in einer normalen Arbeitswoche von Montag bis Freitag. Ganz so bedeutungsarm ist der Mittwoch jedoch nicht. Seine heidnischen Wurzeln wurden lediglich ausgelöscht. In vorchristlichen Zeiten stand der Mittwoch für den Planeten und Gott Merkur. Im Merkur sahen die Germanen ihren nordischen Hauptgott Wotan. Durch geringe Lautverschiebungen bildete sich aus dem englischen *Wodan's day* der *Wednesday* heraus, der im Deutschen der Mittwoch ist.

Merkur der Götterbote

Im römischen Reich war Merkur für Reichtum und Gewinn infolge schwunghaften Handels zuständig. Im „Nebengewerbe" sorgte er für das sichere Geleit der verstorbenen Seelen in die Unterwelt und überstellte Nachrichten und Geschenke, was ihm seinen Beinamen *Götterbote* einbrachte. Sein griechisches Pendant Hermes ist uns geläufig als Namensgeber eines Logistik-Unternehmens.

Wotan, der sich trotz seiner heidnischen Wurzeln erfolgreich integriert hat, ist dagegen recht unbescheiden zum nordischen Hauptgott aufgestiegen und beherrscht mit seiner Allmächtigkeit das gesamte nordische Götterpantheon. In ihm vereinigen sich unzählige göttliche Aspekte und Talente: Als überaus aktiver Göttervater auf allen Ebenen und als Kriegs- und Totengott

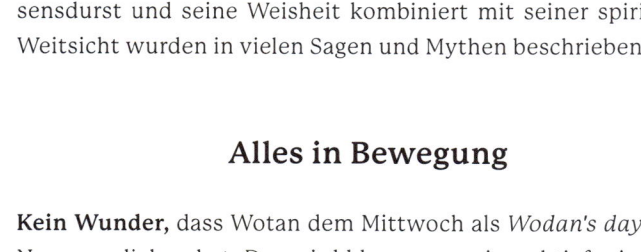

Merkur: Klein und schnell.

hält er die Hand über die Götterschar. Sein Können umfasste die Dichtkunst, die Beherrschung der Magie und Ekstase. Sein Wissensdurst und seine Weisheit kombiniert mit seiner spirituellen Weitsicht wurden in vielen Sagen und Mythen beschrieben.

Alles in Bewegung

Kein Wunder, dass Wotan dem Mittwoch als *Wodan's day* seinen Namen geliehen hat. Das wird klar, wenn wir mal tiefer in dessen Qualitäten eintauchen. Mittwoch ist der Tag, an dem im Außen am meisten in Bewegung ist. Alles ist auf seinem Höhepunkt. Heute finden die meisten Kontakte und geschäftlichen Telefonate und Abschlüsse statt. Zeitschriften mit Erscheinungstermin am Wochenende gehen in den Druck. Im Güterverkehr bewegt sich heute am meisten. Der Mittwoch ist der Tag der höchsten Geschäftigkeit. Geistige Beweglichkeit, Kommunikation und in Verbindung gehen mit anderen Menschen und unserem Umfeld, das sind die Aspekte, die wir heute nutzen können.

Gefühlt liegt am Mittwochmorgen bereits die Hälfte der Woche hinter uns, wir erlauben uns bereits ein Schielen in Richtung Wochenende und überlegen, was wir unternehmen oder wen wir treffen könnten. Die letzte Etappe bis Freitag scheint ein Klacks zu sein. Das motiviert ungemein, wir fühlen uns konzentriert, geistig wendig. Auch körperlich ist am Mittwoch unsere Leistungsfähigkeit am höchsten, denn der Körper hat sich seit Montag an die Routine des Alltags gewöhnt. Die Zeitspanne zwischen Dienstag und Donnerstag ist unsere leistungsfähigste, um auch bei hohem Arbeitsanfall zügig voranzukommen. Selbst sportlich-geistige Denkaufgaben und alles, wofür Kreativität und Inspiration nötig ist, erledigen wir mit links.

Deine Mittwochsräucherung

Bereite dir heute eine Räuchermischung aus je einem Teil Fenchelsamen (wirf hierfür wieder einen Blick in deinen Gewürzschrank, vielleicht wirst du fündig), Lavendel, Alantwurzel und Storchschnabel-Kraut zu und füge jeweils einen halben Teil Weihrauch (Oman) und Myrrhe hinzu. Sehr gut würde auch noch etwas Frauenmantel-Kraut passen, das du im Kräuterhandel bereits getrocknet erhältst.

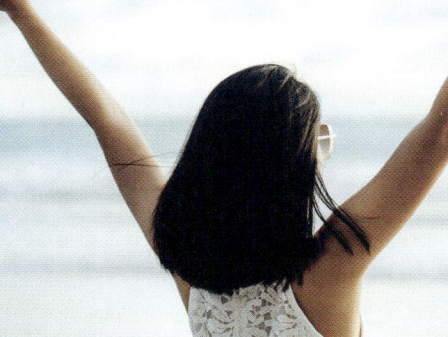

7 MINUTEN ZWISCHEN KOSMOS UND ERDE

Der Mittwochmorgen eignet sich wunderbar, um die einfachste Dehnübung der Welt zu machen, am besten gleich nach dem Aufstehen:

- Stelle dich aufrecht hin, wie ein großes X, beuge dich dabei leicht nach hinten
- Deine Hände strecken sich in den Himmel, von dort saugst du die kosmische Energie in dich hinein
- Deine Füße sind fest auf dem Boden. Lasse in deiner Vorstellung Wurzeln tief in die Erde wachsen.

Fühle die Balance und Harmonie zwischen Kosmos und Erde, lasse beide Energien ausgeglichen durch deinen Körper fließen. Lass dich dabei begleiten von deiner Mittwochs-Räuchermischung.

Mit den Zutaten hast du eine perfekt ausbalancierende Mischung. Sie nimmt dort, wo zu viel ist und hebt an, wo zu wenig ist. Du kannst dich auch nur auf eine Mischung der beiden Harze Weihrauch und Myrrhe beschränken. Diese kann dich sogar durch die gesamte Woche begleiten, denn der Weihrauch symbolisiert Himmel, Verstand, Geist sowie das männliche Prinzip. Die Myrrhe ist das Pendant dazu: Sie steht für Erde, Körper, Gefühl und das weibliche Prinzip. Das bedeutet, immer, wenn du dir unsicher bist, was für deine aktuelle Situation passen könnte, ist das die Mischung der Wahl! Sie ist allumfassend, denn sie schenkt Entspannung und

Gib deiner Räucherung eine klare Absicht mit, denn das verstärkt die Räucherwirkung.

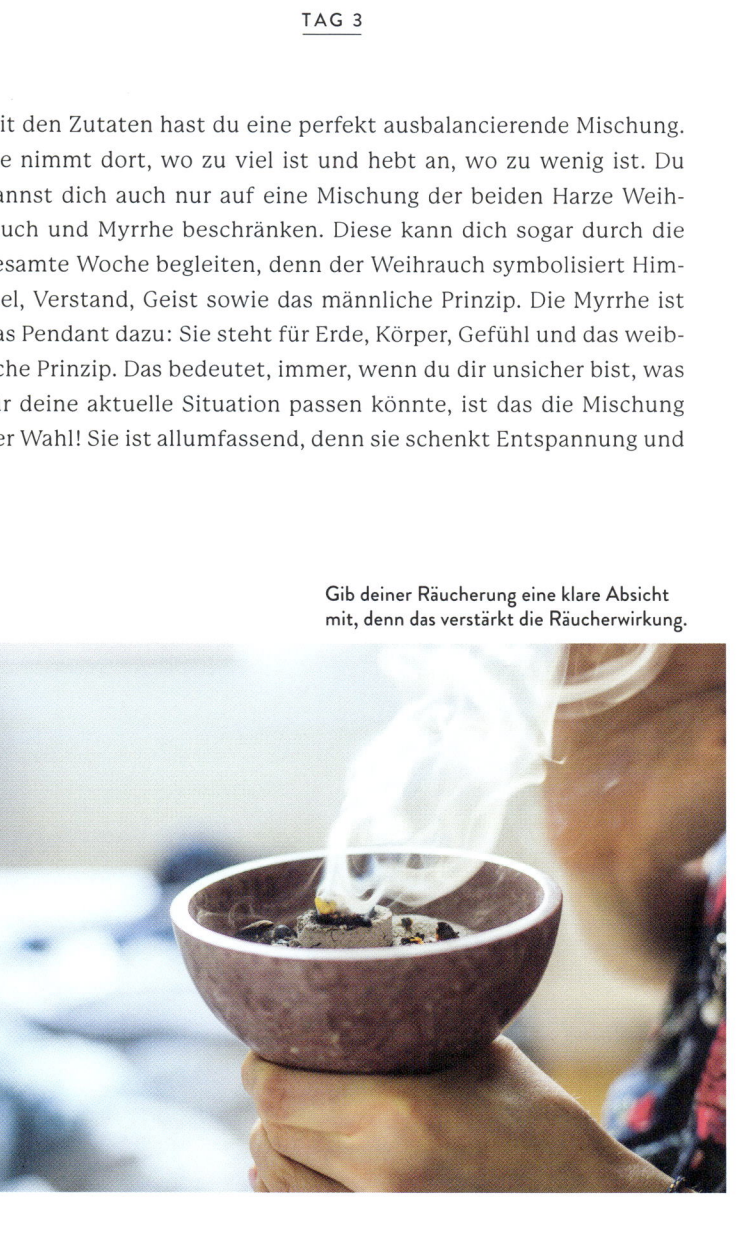

Übung

FRAGEN AM MITTWOCH

Wo stehe ich wirklich ausbalanciert und in Harmonie diese Woche? Betrachte diese Frage nicht zu umfassend, sondern schau, was dich derzeit am meisten beschäftigt und wie du damit umgehst. Wähle eine Situation, die du eingehender betrachten möchtest. Dich zu fokussieren, auch wenn dir die Angelegenheit unbedeutend erscheint, ist wichtiger, als dich in der Vielzahl deiner Themen zu verlieren. Frage dich, wo kannst du Unruhe und Hektik vermeiden? Wo kannst du innerhalb der gewählten Situation besser unterscheiden, was wirklich wichtig ist und was nicht? Wo kannst du dich mehr dem hingeben, was deine innere Entwicklung fördert? Was ist der Lerneffekt darin?

_____

_____

Auch über folgende Fragestellung zu sinnieren, hilft ungemein und macht dir den Handlungsfreiraum bewusst, den du vielleicht noch gar nicht ausgeschöpft hast: *„Wo bin ich authentisch zwischen meinen inneren Wahrnehmungen und meinem Handeln im Außen?"*

_____

gleichzeitig Wandlungskraft. Du kannst sie mit den oben genannten Räucherstoffen anreichern oder pur verwenden. Zudem hast du die Wahl, sie auf dem Räucherstövchen oder auf der Räucherkohle zu verräuchern. Die Kohle schenkt dir zusätzlich den Rauch, der dich seelisch tiefer stimuliert und dich intensiver bei deinen Meditationen und Achtsamkeitsübungen begleiten kann.

Bedenke dabei: Es geht nicht darum, dass du glaubst, du musst deswegen eine Stunde früher aufstehen, um *das alles* zu schaffen! Vielmehr geht es darum, deinen Fokus morgens so zu verschieben, dass du dies mühelos integrieren kannst. Statt dich schon am frühen Morgen vom Radio oder den hippsten Spotify-Songs zudröhnen zu lassen, wird es dir nach und nach immer besser gelingen, deine Gedanken zu fokussieren und sie sogar während dem Zähneputzen in eine bestimmte, hilfreiche Richtung zu lenken. Denn es ist erwiesen, dass sich bis zu 80 % unserer Gedanken am Tag mit unnötigen und häufig negativen Dingen beschäftigen, die rein hypothetisch sind und oft nie wirklich eintreffen. Also können wir uns doch entscheiden, unsere Gedanken so auszurichten, dass sie der spirituellen Entwicklung unseres Seins dienen.
In der Mitte der Woche nehmen wir uns Zeit, um in alle Richtungen zu schauen, denn es geht um Balance und Ausgeglichenheit. Wir blicken zurück auf den Wochenanfang, nehmen wahr, wo wir ganz aktuell im Hier und Jetzt stehen und heben dann den Blick auf die noch verbleibenden Tage der restlichen Woche.

Erinnere dich an die Merkur-Qualitäten. Wie gestern kannst du auch heute diese Energie einladen mit den Worten: *„Meine Absicht ist es, die Energie von Merkur einzuladen und sie heute in meinem Körper wahrzunehmen und zu spüren. Ich vertraue darauf, dass mir diese Energie heute die richtige Inspiration schenkt!"*

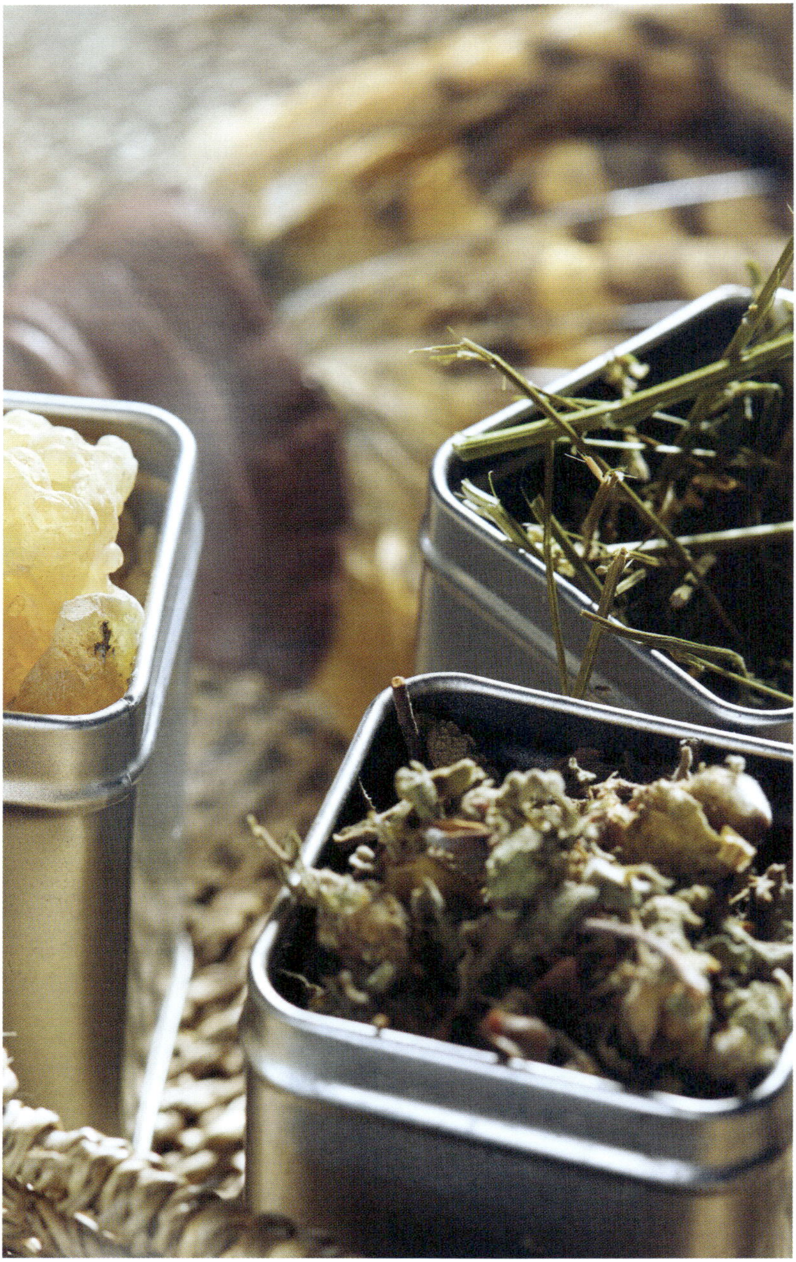

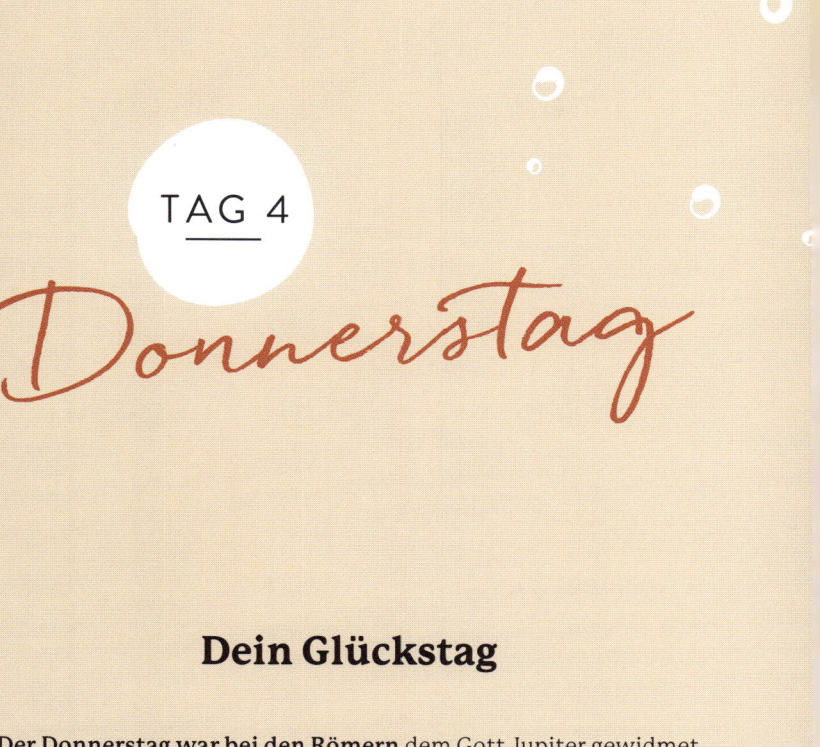

Donnerstag

Dein Glückstag

Der Donnerstag war bei den Römern dem Gott Jupiter gewidmet. Wie wir bereits wissen, haben unsere germanischen Vorfahren diese Tradition übernommen, nur haben sie die römischen durch germanische Götter ausgetauscht. Für den Donnerstag stand Donar als Namenspate bereit. Er war der Gott des Wetters und damit Herr über Donner und Hagelkörner, der für die Fruchtbarkeit der Felder zuständig war und ein waches Auge über das Vieh hatte. Bei der einfachen Bevölkerung war er ein überaus beliebter Gott, der auch über Recht und Unrecht wachte. Sie schätzten ihn für sein aufrichtiges und unkompliziertes Wesen und sahen in ihm einen Beschützer. Der römische Jupiter versteckt sich bei unseren französischen, spanischen und italienischen Nachbarn noch in den Begriffen *jeudi*, *giovedi* und *juéves*.

Der kleine Freitag

Im Christentum ragen einige Donnerstage mit besonderer Bedeutung hervor: Gründonnerstag vor Ostern, der Schmutzige Donnerstag für die Weiberfasnacht oder als Feiertage wie Himmelfahrt und Fronleichnam, die sich zur Freude vieler Arbeitnehmer zu einer viertägigen Arbeitspause mit nur einem Tag Urlaub ausdehnen lassen. An diesem Beispiel zeigt sich deutlich, wie heidnisches Gedankengut sich im germanischen Begriff des Wochentags trotz christlicher Überlagerungen verankern konnte. Bis in das 17. Jahrhundert war der Donnerstag sogar in vielen Regionen ein Feiertag oder zumindest sollte an diesem Tag teilweise Arbeitsruhe herrschen. Ähnlich wie in den Raunächten sollten am Don-

Jupiter: Der größte Planet in unserem Sonnensystem.

nerstag allerlei Vorschriften eingehalten werden. Holz durfte nicht gehauen, kein Mist ausgefahren und kein Geschirr gereinigt werden, denn das konnte Unglück bringen. Dagegen galten Heilanwendungen an einem Donnerstag als besonders wirkungsvoll.

Schauen wir uns die ursprünglichen Aspekte des Donnerstags an, die auf Jupiter zurückgehen, so begegnen uns hier Positivität, Optimismus, Toleranz, Wohlwollen, Inspiration, Fülle und Vertrauen. Nutzen wir also diese Qualitäten und lassen uns von ihnen ins Wochenende begleiten.

Das meiste ist geschafft

Es geht bereits auf das Ende der Woche zu. Damit sinkt auch unser Energiepotential wieder. Wohl dem, der den Donnerstag außerhalb des Büros verbringen kann, bei Auswärtsterminen oder als Homeoffice-Tag, denn mit dieser zeitlichen Gestaltung nutzen wir den Donnerstag optimal, auch wenn er nicht zu den Tagen mit dem höchsten Leistungslevel zählt. Denn wichtiger als eine optimale Arbeitstaktung ist heute eine bewusste Wahrnehmung unserer emotionalen Befindlichkeiten.

Was die Abendgestaltung betrifft, sind wir heute weitaus aktiver als die Tage zuvor. Wir haben Lust, uns mit jemandem zu treffen, schauen im Kinoprogramm nach den donnerstäglichen Filmstarts, sind im Yoga oder gehen einem anderen Hobby nach. Späteres Ins-Bett-Gehen macht nichts, wir können den Schlaf ja bald nachholen. Unser Verstand entspannt sich bereits, die meisten Anstrengungen und Erledigungen der Woche liegen jetzt hinter uns. Der Freitag als Arbeitstag zählt fast schon nicht mehr, wir haben das Wochenende fest im Blick. Lebensfreude und Lebenslust nehmen an Fahrt auf. Dabei geht es jedoch darum, diese mit Sinnhaftigkeit zu füllen und eine innere Überzeugung zu spüren, dass die Ereignisse in unserem Leben nicht zufällig sind, sondern einem tieferen Sinn folgen.

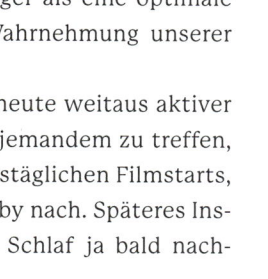

Die Donnerstagsqualitäten helfen dir, dich tief mit deinen spirituellen Kräften zu verbinden und dich so weiterzuentwickeln.

Lass dich überraschen vom aromatischen Duft einer Kardamom-Räucherung. Sie wird dich einfach nur glücklich machen!

Deine Donnerstagsräucherung

Einige der typischen Jupiterpflanzen findest du wieder in deinem Gewürzschrank: Kardamom, Nelkenblüten und Muskatnuss. Auch der Garten oder die nahe Umgebung hält Typisches für den Donnerstag bereit: Gartensalbei (Blätter), Löwenzahn (Wurzeln), Königskerzenblüten und Steinklee (ganzes Kraut). Von den Heilpflanzen nimmst du je 2 Teile, vom Kardamom 1 Teil. Sei bei den Nelkenblüten und der Muskatnuss vorsichtig und füge nur eine kleine Prise bei, sonst überdeckt deren intensiver Duft die zarten Kräuter- und Blütendüfte.

Wenn du dich nur für einen Räucherduft entscheiden möchtest, dann wähle Steinklee. Sein Inhaltsstoff Cumarin gilt als Glücklichmacher und wird dich überaus beschwingt durch den Donnerstag tragen. Alternativ kannst du auch zum Kardamom aus deinem Küchenschrank greifen. Besser sind immer die grünen Kapseln, die du in einem normalen Küchenmörser etwas zerdrückst, sodass sich die inneren Samen aus der Kapselschale lösen und aufbrechen. So legst du den Kardamom auf das Sieb deines Stövchens, es wird sich ein wunderbar aromatischer Duft entfalten. Auch wenn du nur das Kardamom-Pulver hast: Es wird dich beim Räuchern überzeugen und vielleicht zu deinem Lieblingsduft werden!

7 Minuten Kräfte Entfachen

Für unsere spirituelle Entwicklung lässt sich wunderbar die Energie nutzen, die durch den Donnerstag begünstigt wird. Zum einen haben wir Donar an unserer Seite, der mit einem reinigenden, innerlichen Gewitter für eine klare, kraftvolle und mutige Ausrichtung sorgen kann, jetzt, wo wir von innerem Ballast befreit

Gönne dir feste Auszeiten in deinem Alltag.
Es gibt nichts stärkenderes für deine Seele!

sind. Zum anderen verleiht Jupiter uns die nötige Weitsicht und verbindet uns mit unserem höheren Selbst. Das hilft, die inneren Kräfte zu entfachen, den Blick über den Tellerrand zu heben und zu fragen, wohin wir wollen und wie es um die Sinnhaftigkeit steht in unserem Leben.

Die folgende Tranceübung kannst du dir laut und *g a n z* langsam mit Pausen vorlesen und als Sprachnachricht oder Audiodatei auf deinem Handy abspeichern. So kannst du sie anhören und deine Gedanken gehen mit, ohne dass du dich auf das Lesen konzentrieren musst. Sehr praktisch, probiere es aus. Einen zusätzlichen Effekt hast du, weil du deine eigene Stimme hörst. Das bist also DU selbst, aus der die Worte kommen.

VERSETZE DICH SELBST IN TRANCE

Ich stehe im Wald. Um mich herum sind Eichen- und Kastanienbäume. Ich nehme ihre Kraft wahr. Vor mir tut sich eine Lichtung auf. Darüber geht ein Gewitter nieder. Voller Vertrauen begebe ich mich in die Mitte der Lichtung. Ich nehme die erfrischenden Tropfen auf meiner Haut wahr. Immer stärkerer Regen prasselt auf meine Haut und spült alles von mir, was mich stört und belastet: Meine begrenzenden Vorstellungen über mich und mein Leben, alte Verletzungen, die mich beschäftigen.

Mit jedem Tropfen fühle ich mich leichter. Der Regen schwemmt aus mir heraus, was ich loshaben möchte. Das Moos unter meinen Füßen reinigt und transformiert alles, was sich aus mir herausgewaschen hat. Ich tauche wieder in den Wald ein. Über mir lichtet sich das Dach, ein heller Strahl fällt herunter. Ich stelle mich unter ihn und spüre, wie sich meine Zellen aufladen. Eine unbändige Lebensfreude durchfließt mich. Meine Seele und mein Körper sind ganz miteinander verbunden.

Ich sehe die nächsten Tage vor mir. Wie Hologramme bewegen sich meine Wünsche und Vorstellungen schwebend um mich herum. Ich wähle die aus, die mir wichtig sind, und lade sie mit Energie, Herzenswärme und Sinn auf. Ich spüre, wie ich andere Vorstellungen in meinem Leben prüfen möchte. Sie machen nicht länger Sinn. Ich verabschiede mich von ihnen und sie driften langsam davon. Jetzt bin ich nur davon umgeben, was mich stärkt. Ein Gefühl der Kraft durchdringt alle meine Körperzellen. Ich darf hier noch bleiben, solange es mir gefällt. Dann kehre ich langsam in das Tagesbewusstsein zurück.

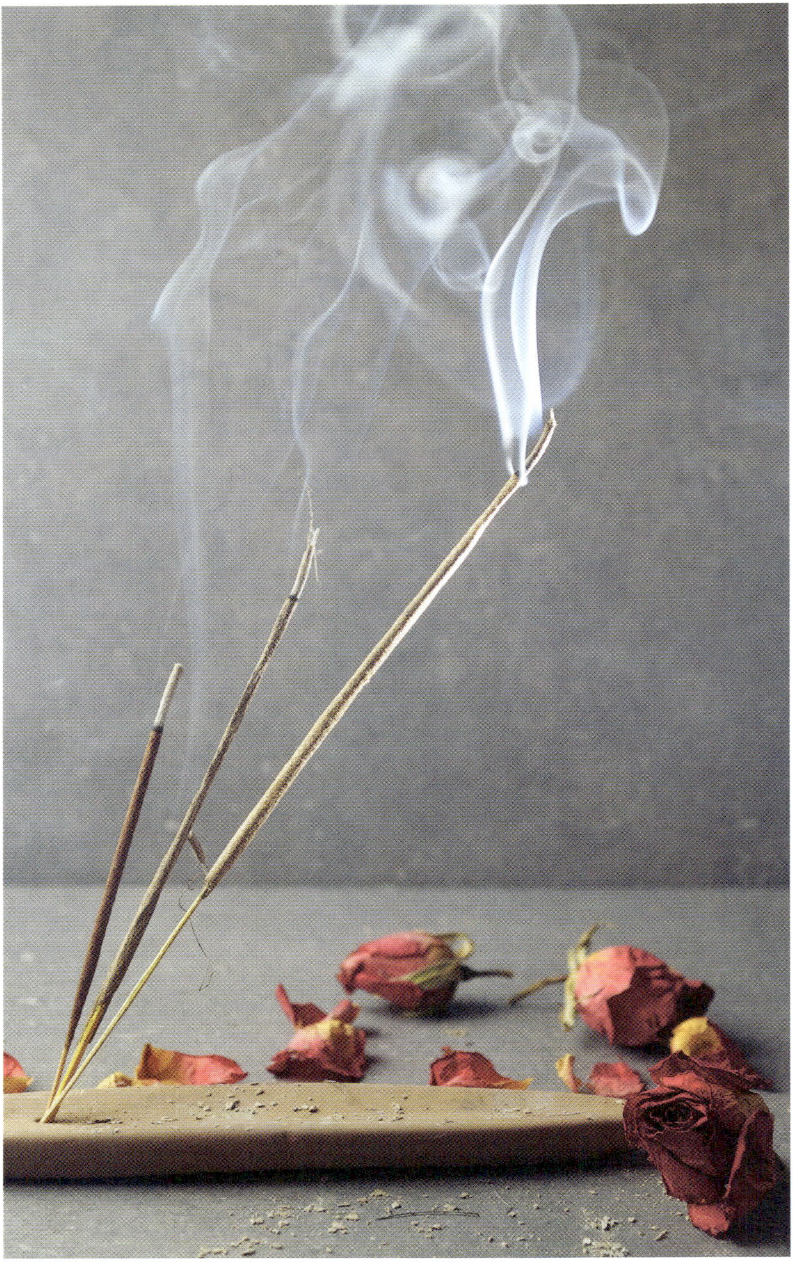

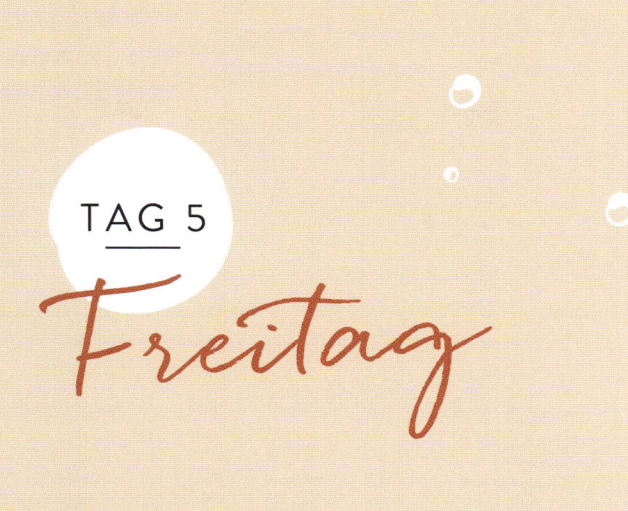

Freitag

Tag der Lust und Schönheit

Der Planet bzw. die Göttin Venus war dem Freitag zugeordnet, deren Entsprechung wir wieder in der Wochenbezeichnung unserer Nachbarländer finden: *vendredi* im französischen oder im italienischen *venerdi*. Unsere Vorfahren verglichen Venus mit der Göttin Frigg, der Frau an Wotans Seite, dem wir am Mittwoch begegnet sind. Frigg hält ihre schützende Hand über die Ehe, Liebe, Fruchtbarkeit, Mutterschaft und das häusliche Glück. Die Parallelen zu einer Göttin namens Freya sind naheliegend. Sie ist die Göttin der freien, lustvollen und erotischen Liebe, des Zaubers und der Fruchtbarkeit. Die Quellenlage ist sich uneins, ob der Freitag seinen Namen Frigg oder Freya zu verdanken hat. Sehr alte und historische Quellen verweisen eher auf Freya.

Glück oder Unglück?

Die Herkunft aus dem Namen Freya würde auch erklären, warum der Freitag, der einst unter heidnisch-germanischer Flagge ein Glückstag war, unter kirchlichem Einfluss eine krasse Umwidmung zum Unglückstag über sich ergehen lassen musste, besonders, wenn der Freitag auf einen 13. fällt! Denn ein Tag, der der körperlichen Lust und Liebe, der Schönheit und Sinnlichkeit gewidmet war, und das auch noch einmal pro Woche, war den Kirchenvätern ein Dorn im Auge. Die offizielle Begründung bezog sich auf den Todestag von Jesus Christus, der ein Freitag war. Was einiges nach sich zog, zum Beispiel den Fleischverzicht am Freitag, um seinem Kreuztod zu gedenken. Anhaltspunkte seitens der Bibel lassen sich dazu nicht finden. Vielmehr appellierten Mönche des frühen Christentums für den Fleischverzicht. Fisch dagegen war okay, denn dieser förderte im Gegensatz zu Fleisch nicht die „fleischliche", sprich körperliche Lust. Halten wir uns also lieber an den Ursprung, auf dem die Qualitäten des Freitags basieren, nämlich der Venus als Planetenkraft.

Venus: Der hellste Planet nach dem Mond!

Heute geht es um einen harmonischen Ausgleich der Kräfte, auch darum, welche inneren und äußeren Werte uns wichtig sind. Gegenseitige Verbundenheit, ein ausgeglichenes Geben und Nehmen, Freundschaft, Liebe und das Teilen unseres Glücks sind weitere Eigenschaften, die Venus zugeschrieben werden.

Lasse die Woche hinter dir

Der Freitag ist für viele schon der Auftakt ins Wochenende. Hat jemand eine 4-Tage-Woche, ist der Freitag meist der *freie* Tag. In vielen Firmen sind die Telefone nur vormittags besetzt. Gerne erledigen wir freitags, was auch samstags noch Zeit hätte, um sich am Wochenende wirklich ganz der Freizeit widmen zu können.

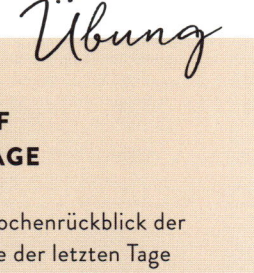

BLICKE ZURÜCK AUF DIE VERGANGENEN TAGE

Der Freitag eignet sich für einen kleinen Wochenrückblick der besonderen Art. Wir können die Ereignisse der letzten Tage Revue passieren lassen. Dabei geht es weniger um die Dimension eines Geschehnisses, sondern darum, was es emotional in uns ausgelöst hat und was wir daraus lernen können. Wir können uns fragen, was die Auslöser waren und wie wir nächstes Mal anders reagieren können. Schreibe deine Gedanken zu dieser Woche hier auf:

* _____

_____

_____

Die Abende werden gerne verplant mit erfreulichen Dingen: Treffen mit Freunden, ein Gang ins Kino, das Essen beim Italiener. Vorher gerne noch aufhübschen lassen beim Frisör oder der Kosmetikerin. Für wichtige Termine ist der Freitag ungeeignet. Neues wird heute nicht mehr begonnen, eher Liegengebliebenes noch schnell zum Abschluss gebracht. Wir fühlen Vorfreude auf die kommenden zwei Tage, in denen wir uns nur dem hingeben wollen, was unseren persönlichen Neigungen entspricht, und nach Lust und Laune selbst entscheiden können, wie wir den Tag gestalten wollen.

Deine Freitagsräucherung

Eine Freitagsräucherung sollte auf jeden Fall Rosenblüten (2 Teile) enthalten, denn ihr Duft steht für Liebe und Harmonie, stabilisiert innerlich und gleicht aus. Styrax (1/2 Teil), Süßgras (ca. 3–4 cm von einem Zopf) und Veilchenblüten (2 Teile) öffnen, stärken das Herz und bereiten für sinnliche Stunden der Zweisamkeit vor. Eine luxuriöse und herrlich duftende Beigabe wären ein paar Fäden Safran und eine klein geschnittene Vanillestange. Den Freitag sollten wir zudem unbedingt nutzen, um eine reinigende Räucherung durchzuführen. Ein Räucherstab aus weißem Salbei oder einige lose Blättchen davon angezündet und verräuchert reinigen äußerlich und innerlich. Als schneller Atmosphärenreiniger vertreibt der würzige Salbeiduft alte, verbrauchte Energien aus Büro und Wohnraum und schenkt eine frische, klare, leichte Atmosphäre.

Zusätzlich kannst du am Freitagabend Fußsohlen und Handinnenflächen mit dem weißen Salbeiduft abräuchern. Du wirst überrascht sein, wie sich die Wirkung der ätherischen Öle, die sich aus der verräucherten Pflanze lösen, und die Wärme des aufsteigenden

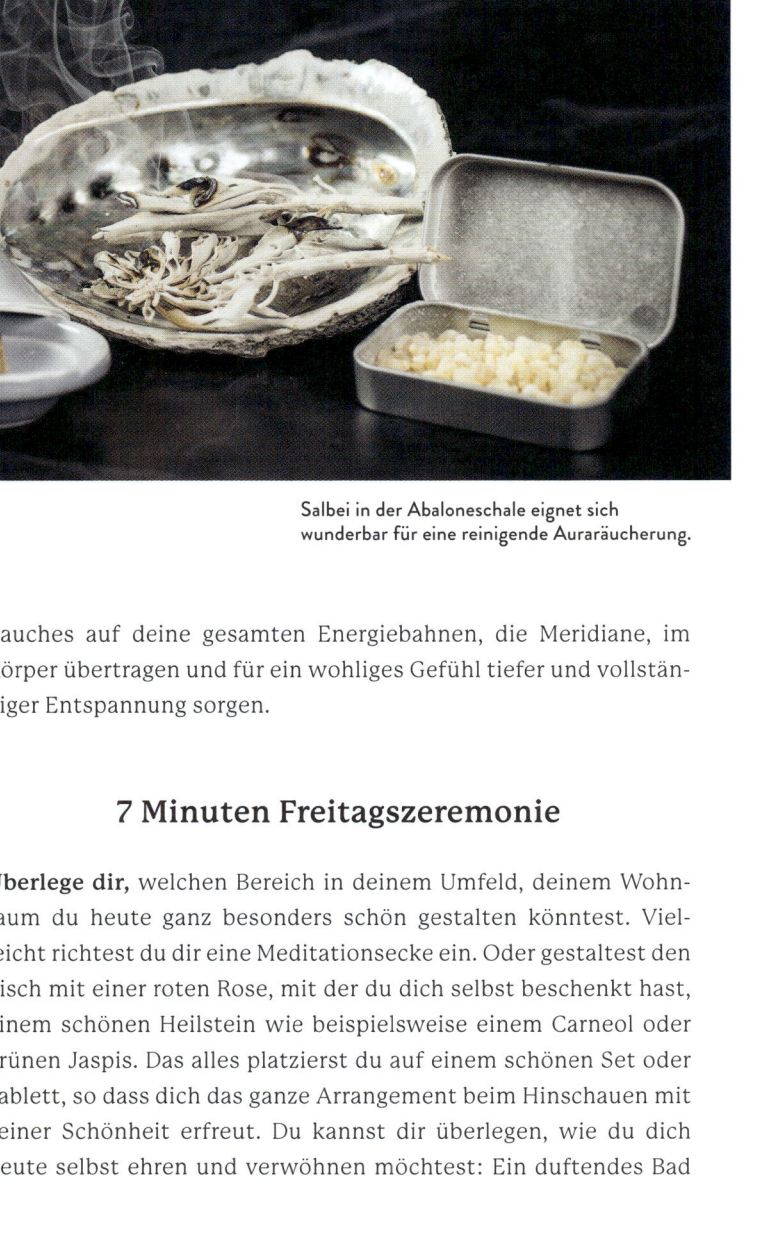

Salbei in der Abaloneschale eignet sich
wunderbar für eine reinigende Auraräucherung.

Rauches auf deine gesamten Energiebahnen, die Meridiane, im
Körper übertragen und für ein wohliges Gefühl tiefer und vollstän-
diger Entspannung sorgen.

7 Minuten Freitagszeremonie

Überlege dir, welchen Bereich in deinem Umfeld, deinem Wohnraum du heute ganz besonders schön gestalten könntest. Vielleicht richtest du dir eine Meditationsecke ein. Oder gestaltest den
Tisch mit einer roten Rose, mit der du dich selbst beschenkt hast,
einem schönen Heilstein wie beispielsweise einem Carneol oder
grünen Jaspis. Das alles platzierst du auf einem schönen Set oder
Tablett, so dass dich das ganze Arrangement beim Hinschauen mit
seiner Schönheit erfreut. Du kannst dir überlegen, wie du dich
heute selbst ehren und verwöhnen möchtest: Ein duftendes Bad

mit einem Zusatz aus hochwertigen ätherischen Ölen, den du dir ganz bewusst für deine Freitagszeremonien gönnst. Eine reichhaltige Körpercreme, ebenfalls mit naturreinen Inhaltsstoffen und auch nur für diesen Zweck reserviert. Eine Musik, die deine beiden Gehirnhälften synchronisiert. Dadurch wird auch deine rechte Gehirnhälfte aktiviert, wie mit Düften auch. Denn diese wirken auf den ältesten, rechten Teil unseres Gehirns, das seinen Sitz im Stammhirn hat: auf das limbische System. Dort werden alle unsere emotionalen Prozesse gesteuert, Gefühle, Stimmungen, Lust, Ärger, Freude, Motivation... und Erinnerungen! Und das ist noch nicht alles. Denn dort sitzt auch unsere innere Stimme, unsere Intuition, Kreativität, Phantasie, Inspiration und – vermutlich das wichtigste – es ist das Tor zu unserer spirituellen Dimension, zu unserer Seele.

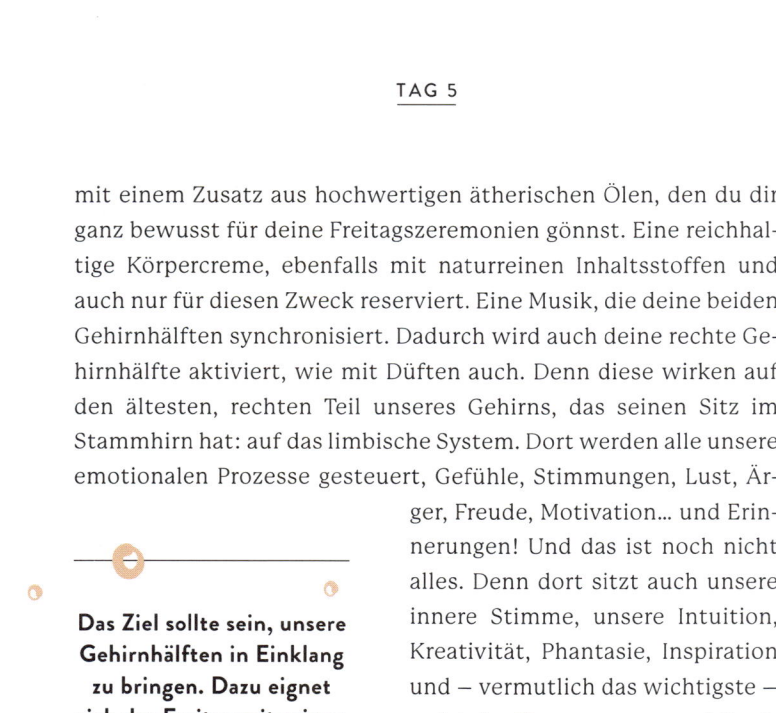

Das Ziel sollte sein, unsere Gehirnhälften in Einklang zu bringen. Dazu eignet sich der Freitag mit seinen besonderen Qualitäten für Lust, Muse und Schönheit ganz besonders gut.

In der linken Gehirnhälfte sitzt dagegen alles, was wir mit dem Willen steuern können. Hier wird das logisch-analytisch-folgerichtige Denken organisiert, hier geht es um Sprache, Mathematik, Fakten. Das ist die Gehirnhälfte, die uns durch den Alltag steuert, organisiert, macht, tut. Sie ist weitaus mehr in Gebrauch als die rechte.

Überlege dir am besten schon donnerstags, wie du dich selbst zelebrieren möchtest am Freitag. Oder lade deinen Liebsten ein, mit dir eine ganz besonders schöne Begegnung zu gestalten. Überlegt euch, womit ihr euch gegenseitig eine Freude machen könnt. Das muss nichts Materielles sein, es kann eine schöne Massage sein,

ein selbst zubereiteter Cocktail, was auch immer zu eurer gegenseitigen Freude beiträgt. Währenddessen legst du die Räuchermischung auf und ihr erzählt euch, was ihr jetzt, in diesem Augenblick, an eurem Gegenüber schätzt und liebt. Der Fokus liegt jetzt auf einem harmonischen Austausch und einem respektvollen Umgang miteinander. Wenn du nicht in einer Beziehung lebst, dann nutze den Freitag zum einen, dich selbst zu feiern, zum anderen, um dich mit den Menschen zu treffen, die dir wirklich viel bedeuten in deinem Leben. Wichtig dabei ist, diese Zusammenkünfte zweckfrei, ohne Anlass und Nutzen zu gestalten. Es geht nicht darum, jemanden zu treffen, weil es mal wieder an der Zeit ist, du gerade Unterhaltung und Ablenkung brauchst. Es geht nicht um äußere, einzelne Eigenschaften am anderen, die dir gerade nützlich sein könnten, sondern darum, den Menschen in seiner ganzen Person anzuerkennen. Also mit seinen Talenten, genauso wie mit seinen Schwächen. Prüfe, mit welchen Menschen du in deinem Leben wirklich tiefe Freundschaften führen möchtest und tu dies aktiv!

Dein Verwöhnritual darf ganz einfach und unkompliziert –
Hauptsache, du bist mit allen Sinnen dabei!

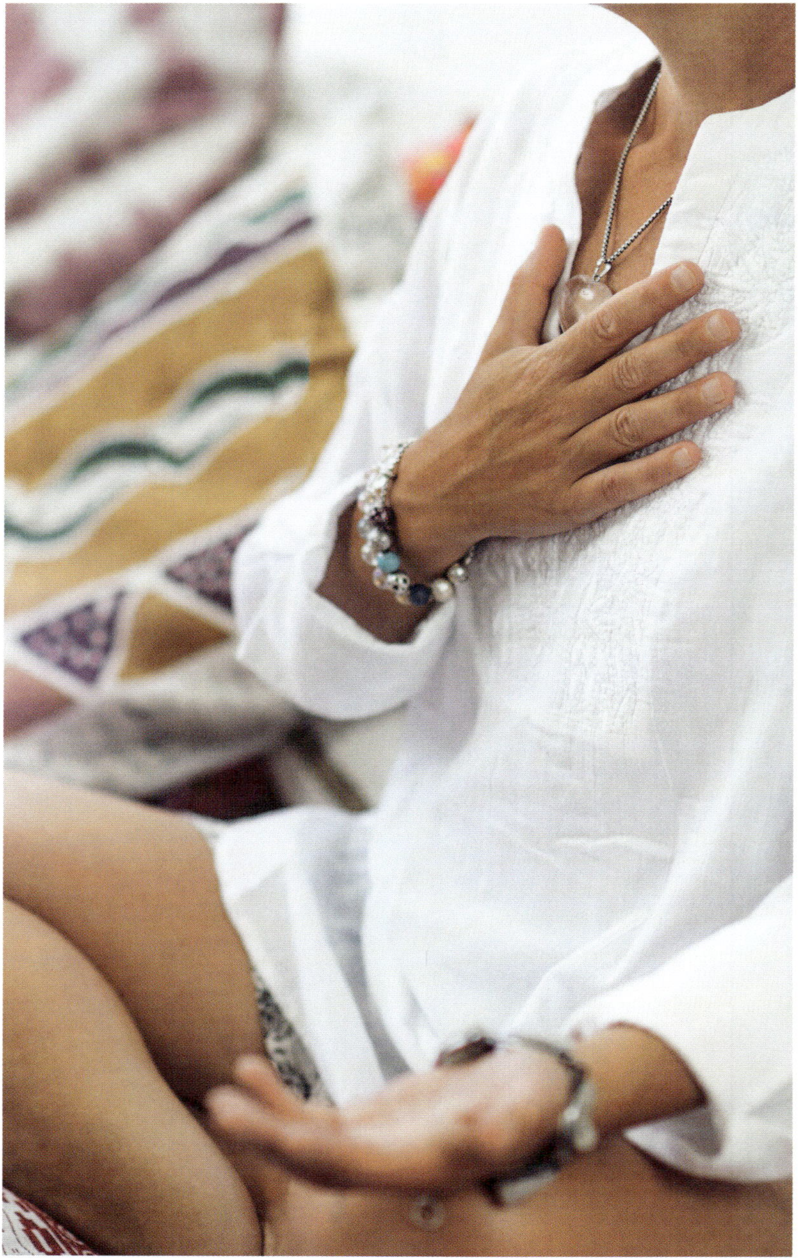

TAG 6

Samstag

Zeit, zur Ruhe zu kommen

Mit Saturn bekommen wir es am Samstag zu tun. Um das Zehnfache größer als die Erde und mit doppelt so viel Energie ausgestattet wie die Sonne, sticht er unter seinen Planetenkollegen genauso heraus wie der Samstag unter den Wochentagen. Im Begriff des englischen Saturday zeigt er sich noch ganz offensichtlich, während wir ihn in anderen Sprachen als Sabbat finden. Der Wortursprung von Sabbat bedeutet *innehalten, zur Ruhe kommen, die Arbeit beenden, feiern.* Er kündigt das Ende der Woche an und bezeichnet den jüdischen Ruhetag von Freitagabend bis Samstagabend. In manchen Regionen, vor allem in Norddeutschland, ist der Samstag als Sonnabend bekannt, was seinen Stammplatz als Abend vor dem Sonntag zum Ausdruck bringt.

Tag des Saturns

In der Mythologie finden wir den griechischen Gott Chronos in Saturn repräsentiert, denn ihm werden alle Vorgänge zugeordnet, die Zeit zu ihrer Vollendung benötigen — so auch unsere Lebenszeit. Innerhalb derer stellt er uns die Aspekte Tradition und Beständigkeit zur Verfügung, auch Disziplin und Ausdauer. Veränderungen und neue Vorgehensweisen sind jedoch gar nicht sein Ding, er setzt dagegen lieber Grenzen und verweist uns in Schranken. Dafür führt er in die Tiefe und schenkt uns Konzentration und Vollkommenheit.

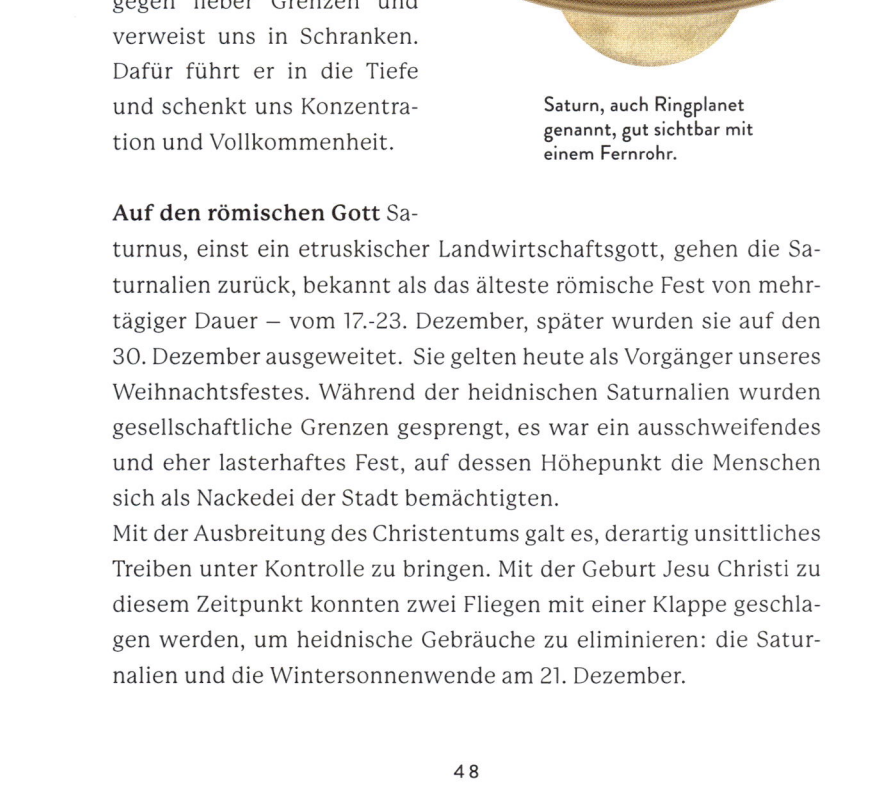

Saturn, auch Ringplanet genannt, gut sichtbar mit einem Fernrohr.

Auf den römischen Gott Saturnus, einst ein etruskischer Landwirtschaftsgott, gehen die Saturnalien zurück, bekannt als das älteste römische Fest von mehrtägiger Dauer — vom 17.-23. Dezember, später wurden sie auf den 30. Dezember ausgeweitet. Sie gelten heute als Vorgänger unseres Weihnachtsfestes. Während der heidnischen Saturnalien wurden gesellschaftliche Grenzen gesprengt, es war ein ausschweifendes und eher lasterhaftes Fest, auf dessen Höhepunkt die Menschen sich als Nackedei der Stadt bemächtigten.

Mit der Ausbreitung des Christentums galt es, derartig unsittliches Treiben unter Kontrolle zu bringen. Mit der Geburt Jesu Christi zu diesem Zeitpunkt konnten zwei Fliegen mit einer Klappe geschlagen werden, um heidnische Gebräuche zu eliminieren: die Saturnalien und die Wintersonnenwende am 21. Dezember.

Raus aus dem Samstagsblues

Der Samstag gilt als der Tag, an dem wir uns persönlichen Erledigungen widmen. Bei Berufstätigen ist zumindest der Samstagvormittag meist mit allem rund um Haushalt und Auto, Reinigen und Entsorgen, gerne auch Shoppen und Flanieren belegt, gefolgt von abendlicher Freizeitgestaltung.

Der Samstag ist jedoch leider auch der Tag, an dem familiäre Streitigkeiten an der Tagesordnung sind. Denn fünf Tage lang hatte jeder in der Familie seine eigene Struktur und Ordnung, die Anpassung erforderten. Jetzt prallen die unterschiedlichen Vorstellungen aufeinander, was man denn heute am liebsten machen würde. Dabei orientiert sich jeder an seinen Vorlieben und freien Gestaltungswünschen, was Übereinstimmung schwierig machen kann. Singles haben nun genau diesen Freiraum am Wochenende, werden sich jedoch gerade samstags schmerzlich ihres Alleinseins bewusst, denn im Freundeskreis wird sich jetzt auf die Familie konzentriert.

Deine Samstagsräucherung

Ein Blick in Garten und Wald beschert uns einige Räucherpflanzen, die die Kraft und Energie des Saturn symbolisieren: Tanne, Fichte, Kiefer, Efeu, Wegwarte, Giersch und auch der Lorbeer passen hier besonders gut.

Plane an einem Samstag einen Spaziergang im Wald deiner Umgebung ein. Du kannst zu jeder Jahreszeit ein paar Nadeln (Tanne, Fichte, Kiefer) und etwas Harz von Fichte und Kiefer sammeln. Die Tanne schwitzt ihr Harz nur an den Zapfen aus, was das Sammeln schwierig macht.

Rüste dich mit einer Papiertüte aus und du wirst sehen, dass du schon bald – abseits der ausgetretenen Spazierwege – eine ausreichende Menge, ca. 1–2 Esslöffel, für gelegentliche Samstagsräucherungen gesammelt hast.

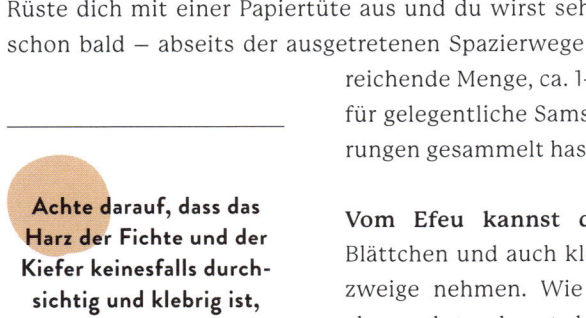

Achte darauf, dass das Harz der Fichte und der Kiefer keinesfalls durchsichtig und klebrig ist, denn dann eignet es sich nicht zum Räuchern. Es sollte vollständig trocken sein und sich mühelos von der Baumrinde entfernen lassen.

Vom Efeu kannst du einzelne Blättchen und auch kleinere Holzzweige nehmen. Wie jedes Räucherwerk trocknest du es vor der Verwendung, auch die Nadeln. Blätter sollten so rascheltrocken wie Tee sein, die Nadeln sich einfach brechen lassen.

Gönn dir die Erfahrung, das gesammelte Räucherwerk mal pur zu räuchern. So kommst du deinen Duftvorlieben auf die Spur und bist glücklich, dich samstags beispielsweise mit dem etwas zitronig anmutenden Duft von Tannennadeln und der Frische des Kiefernharzes zu umhüllen.

7 Minuten Rückschau

In der bewussten Wahrnehmung des Samstags drängt sich ein Vergleich auf: Der Samstag ist die kleine Pause zwischen Aus- und Einatmen. Das eine wurde zum Abschluss gebracht, nämlich die letzten 5 Arbeitstage. Die neue Woche jedoch hat noch nicht begonnen. Jetzt haben wir die Gelegenheit, einen Blick auf die zurückliegenden Tage zu werfen. Wohl dem, der dabei nicht seine

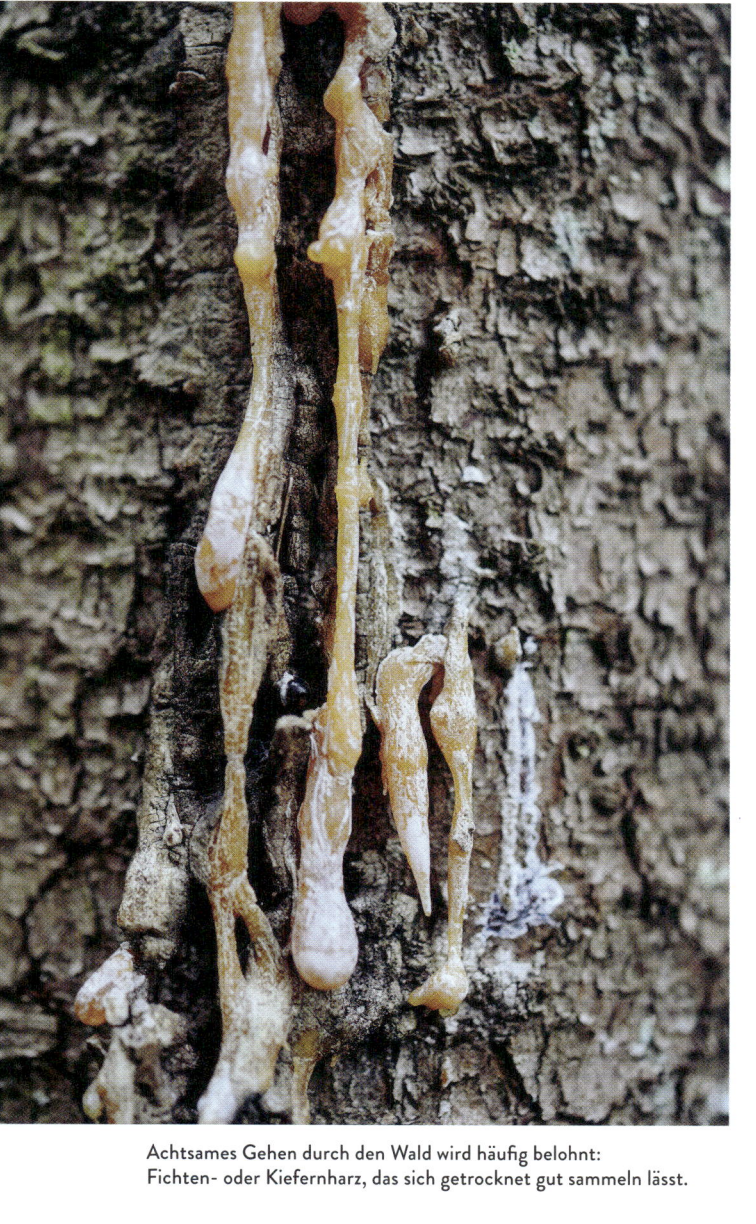

Achtsames Gehen durch den Wald wird häufig belohnt:
Fichten- oder Kiefernharz, das sich getrocknet gut sammeln lässt.

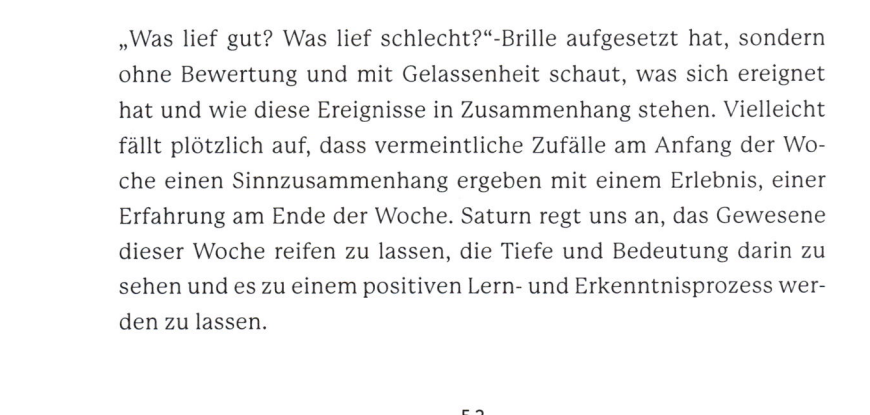

Naturbeobachtungen schenken immer ein besonders tiefes Eintauchen in unsere Stimmungen.

„Was lief gut? Was lief schlecht?"-Brille aufgesetzt hat, sondern ohne Bewertung und mit Gelassenheit schaut, was sich ereignet hat und wie diese Ereignisse in Zusammenhang stehen. Vielleicht fällt plötzlich auf, dass vermeintliche Zufälle am Anfang der Woche einen Sinnzusammenhang ergeben mit einem Erlebnis, einer Erfahrung am Ende der Woche. Saturn regt uns an, das Gewesene dieser Woche reifen zu lassen, die Tiefe und Bedeutung darin zu sehen und es zu einem positiven Lern- und Erkenntnisprozess werden zu lassen.

Übung

NIMM ALLES GUTE MIT

Begib dich während deiner Samstagsräucherung in meditative
Versenkung und denke dich an den Wochenanfang zurück. Du
bist nun dein Beobachter und siehst dir zu, wie du die Woche
durchwanderst. Mit welcher Stimmung bist du in die Woche
eingestiegen? Wie hat der Montag begonnen? Was hast du
erlebt? Welche Begegnungen haben dich berührt? Was war
überraschend und hat erst später einen Sinn ergeben? Welche
Erkenntnisse nimmst du mit und was lösen diese in dir aus? Vor
deinem geistigen Auge lässt du die Woche noch einmal lebendig
werden und sammelst in der Rückschau das ein, was dich
persönlich hat reifen lassen. Achte darauf, dass du nicht in der
geistigen, plakativ-beschreibenden Rückschau hängen bleibst,
sondern erforsche bei allem deine Gefühle, deine Stimmungen
und Befindlichkeiten. Damit schulst du bereits deine Aufmerksamkeit für die kommende Woche. Notiere jetzt aus der
aktuellen Stimmung heraus die Erkenntnisse, die sich zu positiven
Erfahrungen verdichtet haben, auch wenn ihnen vermeintlich ein
Misserfolg oder ein Ärgernis zugrunde liegt. Durch die neutrale
Brille des Beobachters kann sich deine Perspektive ändern und
du kannst dankbar sein für alles, was war.

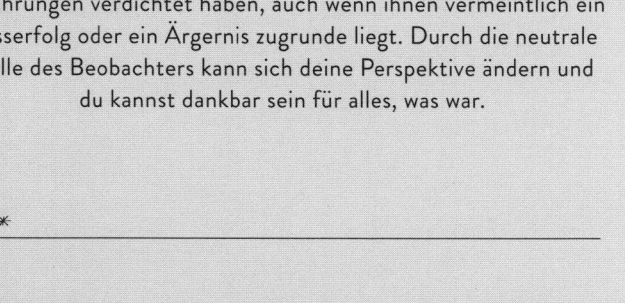

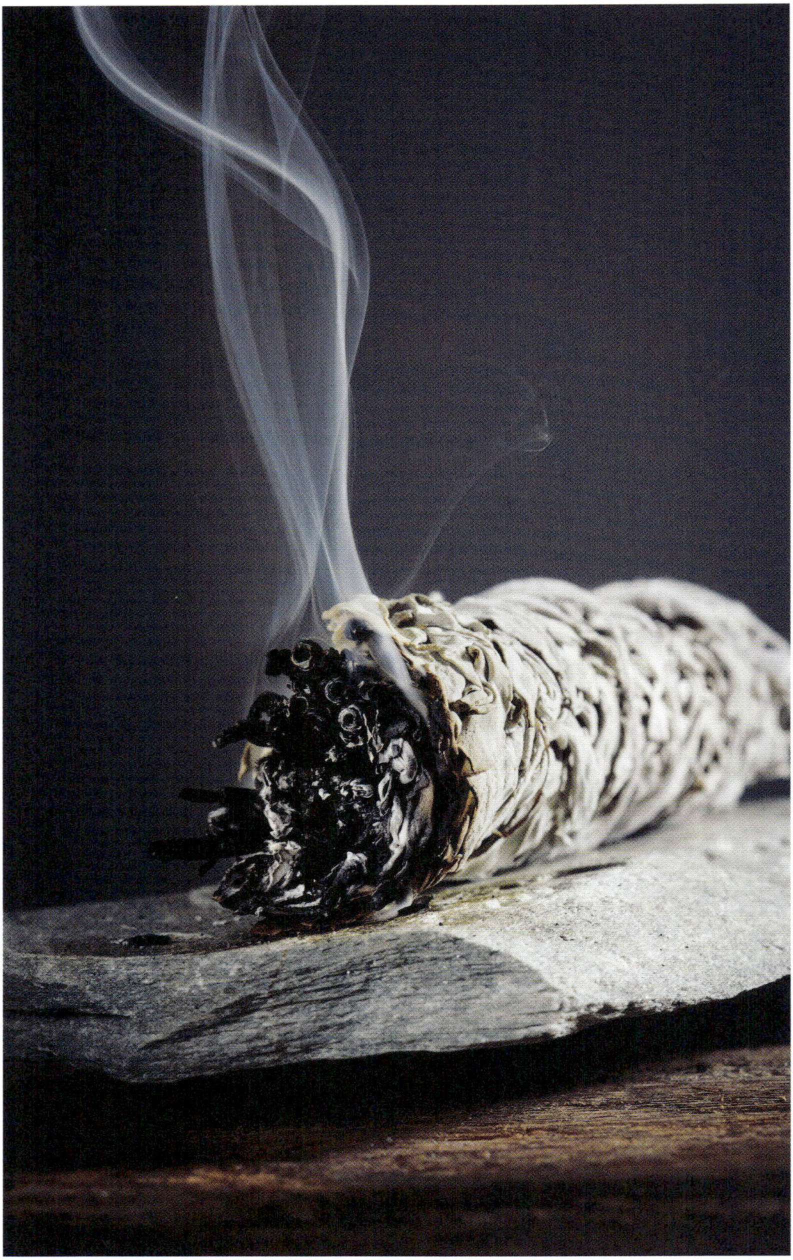

Sonntag

Ein Tag zum dahinschmelzen

In der germanischen Übersetzung von *Sonntag* hat sich das lateinische *Dies Solis* als Tag des Sol, des Sonnengottes, durchgesetzt. Denn für unsere Vorfahren war die Sonne das Symbol schlechthin für die gigantisch erscheinenden kosmischen Kräfte und Energien, die das Zentrum unseres Planetensystems darstellt. Die der Sonne zugeordneten Götter waren, egal in welchem Kulturkreis, allesamt strahlende Schönheiten mit Model-Qualitäten, einem überaus lichtvollen Gemüt und einer Anziehungskraft, angesichts derer alle anderen Götter und Göttinnen geradezu dahinschmolzen. Ihnen unterstanden die schönen Künste wie die Poesie und die Musik, und auch mit Heilerqualitäten waren sie ausgestattet.

Und sonntags tun wir gar nichts

In den romanischen Sprachen, wie beispielsweise im italienischen *domenica* oder im französischen *dimanche* erkennbar, leitet sich der Sonntag aus *domenica dies* ab, nämlich dem *Tag des Herrn*. Der Sonnengott *Sol invictus* mit seinem heidnischen Ursprung wurde dadurch seitens der Kirche abgelöst durch Jesus Christus: Zum einen durch die veränderte Namensgebung des Sonntags, zum anderen sind dessen Festivitäten mit ihrem Höhepunkt an der Wintersonnenwende auf Weihnachten übertragen worden wie schon zuvor die Saturnalien. Früher wurde der Sonntag bestimmt vom allwöchentlichen Kirchgang, mit anschließendem gemeinsamen Mittagessen oder dem Besuch von Verwandten. Früher wie heute gilt: Am Sonntag gilt strenge Arbeitsruhe.

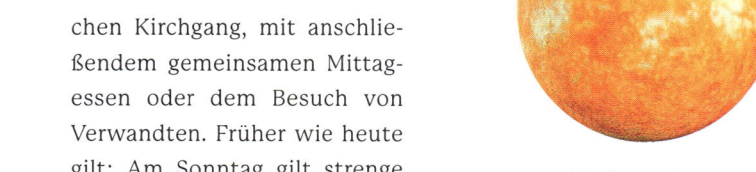

Die Sonne, Basis unseres Lebens!

Öffentliche Institutionen wie Behörden, Schulen etc. sind geschlossen. Geschäfte dürfen nur in zu genehmigenden Ausnahmefällen gelegentlich öffnen und sind dann als *verkaufsoffene Sonntage* bekannt. In Produktionsbereichen stehen die Bänder still. Alles rund um Unfälle, Krankheit, Sicherheit und Ordnung ist in Bereitschafts- und Notdiensten organisiert. Sonntägliches Rasenmähen wird zur Ordnungswidrigkeit und handwerkliche Arbeiten sind nur erlaubt, sofern nicht gebohrt und gehämmert wird. Ganz gut so, denn so können wir uns der wunderbaren Sonntags-Energie hingeben!

Tanke Energie

Ausschlafen und gemütlich frühstücken oder als Frühaufsteher eine morgendliche Joggingrunde im Wald genießen — jeder möchte sich seinem persönlichen Sonntagsablauf ungestört hingeben. Was auch gut so ist, denn die den Sonntag prägende Sonne steht dafür, uns individuell zu entfalten und sich selbstbestimmt den eigenen Fähigkeiten und Möglichkeiten zu widmen. Dabei geht es nicht darum, sich innerlich angetrieben zu fühlen von einem zweckgebundenen Glaubenssatz á la *„Ich muss jetzt, weil…"*. Es geht vielmehr darum, für sich kleine Ruheoasen einzubauen, einfach mal nichts zu tun, und zwar ganz ohne schlechtes Gewissen.

Der Sonntag ist jedoch auch der Tag, um sich mit seinen Liebsten zu umgeben, Freunde zu treffen oder zu sich nach Hause einzuladen. Dabei steht an diesem Tag das gemeinsame Essen nicht im Vordergrund — also jetzt bitte nicht meinen, der Sonntag muss mit der Zubereitung kulinarischer Leckereien für Gäste verplant werden! Wichtig ist einzig und allein die Geselligkeit, der legere Austausch, sich das Herz gegenseitig zu wärmen, so wie es die Sonnenstrahlen tun. Damit prägen wir den Sonntag so,

> Baue heute Augenblicke der Muße ein, komme bewusst ins Nichts-Tun, halte inne, sinniere ein wenig vor dich hin und vertrödle einfach mal die Zeit.

dass seine Energie noch in die kommende Woche hineinstrahlt und wir die Freude auf den nächsten Sonntag schon in uns tragen. Trage diese Vorfreude durch alle Tage der kommenden Woche.

Deine Sonntagsräucherung

Heute haben wir die Qual der Wahl, denn wir finden einiges an Räucherwerk, das in Gewürzen, Kräutern und Harzen die Kraft der Sonne in sich trägt: Johanniskraut, Ringelblume, Alant, Zimt, Lorbeer, Safran, Weihrauch und Mastix. Wenn du noch keine Gelegenheit hattest, dir Johanniskraut und Ringelblume selbst zu sammeln und zu trocknen, dann findest du in deinem Gewürzschrank sicher Zimtstangen oder -pulver und vielleicht ein paar Lorbeerblätter. Du wirst erstaunt sein, welchen betörenden Duft dir diese beiden Zutaten schenken. Mische sie zu gleichen Teilen und versuche, eine einigermaßen homogene Konsistenz herzustellen. Am besten du räucherst diese Mischung auf dem Drahtsieb eines Stövchens. Wenn du von beidem das Pulver verwendest, dann leg auf das Sieb eine kleine Metallscheibe. Diese verhindert, dass dir das Pulver durch das Sieb fällt. Beim Verräuchern von Harzen ist die Metallscheibe ebenfalls sehr praktisch, denn dann verklebt das Sieb nicht.

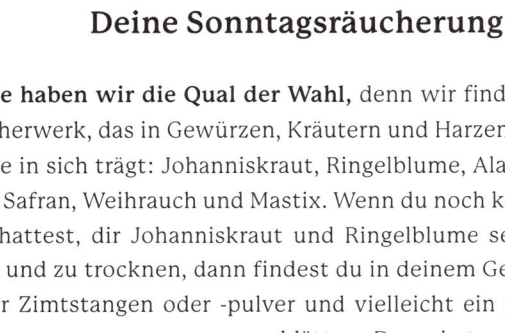

Achte beim Kauf von Weihrauch unbedingt auf eine hochwertige Qualität. Dabei gilt: Finger weg von bunt gefärbten, stecknadelkopfgroßen Kügelchen!

Du könntest jetzt diese Mischung noch anreichern mit einem hochwertigen Weihrauch (bitte auf Qualität achten, keine bunt gefärbten, stecknadelkopfgroßen Kügelchen nehmen!) oder ein paar Mastixtränen. Dadurch wird der Duft noch frischer und sorgt für eine heitere Stimmung. Auch Sandarak oder Dammar sind passend und sorgen für einen frischen, hellen Duft.

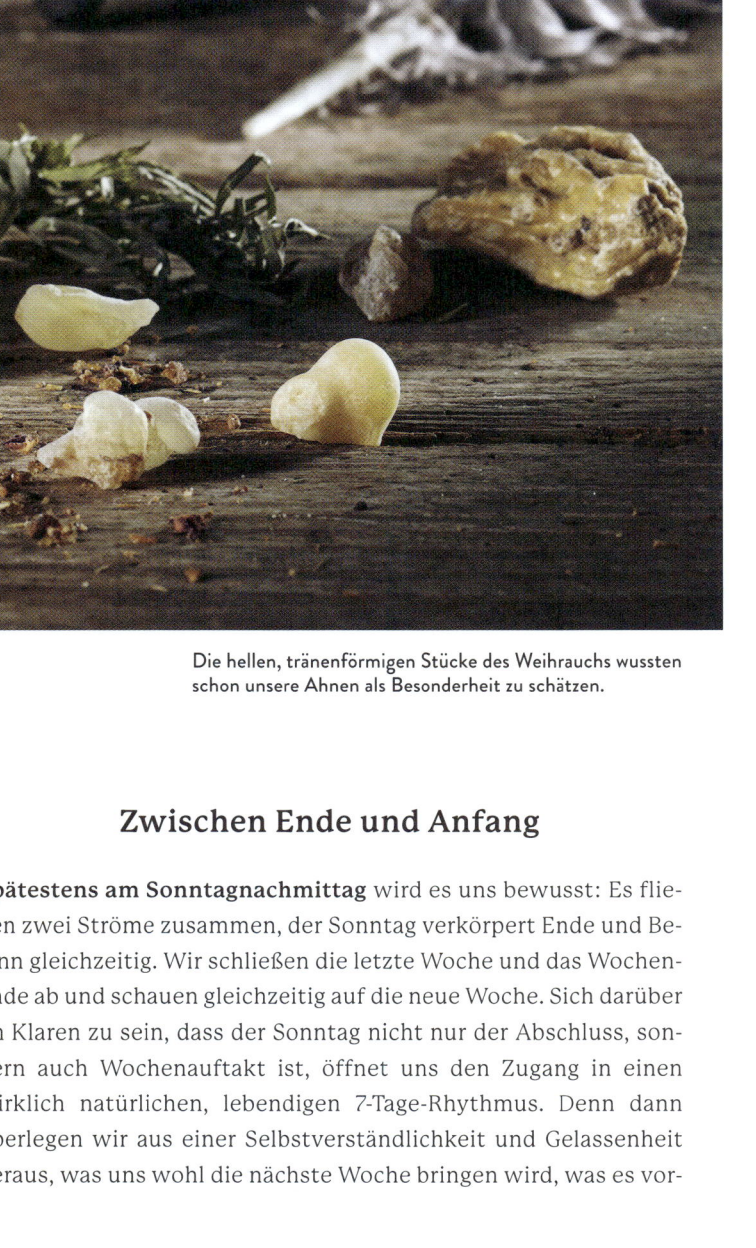

Die hellen, tränenförmigen Stücke des Weihrauchs wussten schon unsere Ahnen als Besonderheit zu schätzen.

Zwischen Ende und Anfang

Spätestens am Sonntagnachmittag wird es uns bewusst: Es fließen zwei Ströme zusammen, der Sonntag verkörpert Ende und Beginn gleichzeitig. Wir schließen die letzte Woche und das Wochenende ab und schauen gleichzeitig auf die neue Woche. Sich darüber im Klaren zu sein, dass der Sonntag nicht nur der Abschluss, sondern auch Wochenauftakt ist, öffnet uns den Zugang in einen wirklich natürlichen, lebendigen 7-Tage-Rhythmus. Denn dann überlegen wir aus einer Selbstverständlichkeit und Gelassenheit heraus, was uns wohl die nächste Woche bringen wird, was es vor-

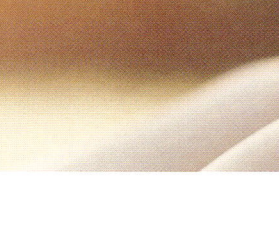

7 MINUTEN SONNEN-MEDITATION

- Bereite dir deine Räucherung vor
- Sitze oder liege ganz entspannt, konzentriere dich auf deine Atmung und lenke deine Aufmerksamkeit zuerst auf die Hände, dann auf die Füße
- Stelle dir vor, du sitzt an einem schönen Platz und spürst die wärmenden Sonnenstrahlen auf deiner Haut
- Die Strahlen bringen deine Körperzellen zum Leuchten
- Lade all deine Zellen auf mit Vitalität, Kraft, Helligkeit, Wärme und Liebe
- Erlaube dir eine kleine Vorausschau auf die vor dir liegende Woche und schicke in alle Vorhaben, kommenden Ereignisse und Termine Licht und Sonne
- Sei dir bewusst, dass die helle Strahlung der Sonne auch Schatten erzeugt. Wer könnte deine Unterstützung brauchen diese Woche? Wem oder was kannst du Wärme, Liebe, Mut und Selbstvertrauen schenken?

zubereiten oder zu planen gilt und welche Entscheidungen vielleicht anstehen. Das wiederum schließt den Kreis zum Montag. Er wird innerlich nicht mehr empfunden wie ein Schnellspurt von 0 auf 100 in wenigen Sekunden, sondern er darf sich in Stille entwickeln und seiner ursprünglichen Bedeutung, uns auf die energiereichsten Tage der Woche, Dienstag bis Donnerstag, vorzubereiten, gerecht werden.

Vielleicht gehst du einen Schritt weiter und nutzt den Sonntag, um den Aspekt des Neubeginns in dein Leben zu integrieren. Vielleicht fängst du ein neues Buch an zu lesen mit einem Thema, an das du dich seither noch nicht herangewagt hast? Vielleicht suchst du dir jeden Sonntag ein ganz bestimmtes Mantra aus, mit dem du dich in den nächsten 7 Tagen beschäftigen möchtest? Oder eine Affirmation, in die du in den nächsten Tagen ganz besonders tief eintauchst? Du kannst dir auch immer sonntags eine kleine Verwöhn-Einheit für deinen Körper gönnen.

Neu wäre vielleicht, nicht nur an ein Wellnessbad zu denken, sondern deine inneren Organe einzubeziehen, indem du jeden Sonntag ein Organ segnest, ihm höchste Kraft und Vitalität schickst und dich mit ihm die ganze Woche durch beschäftigst. Am nächsten Sonntag ist ein anderes Organ dran, so durchwanderst du deinen ganzen Körper, bis du von vorne anfängst. Der Sonntag ist immer dein Auftakt.

EIN HERZLICHES DANKE ...

... an alle, die mit viel Engagement Projekte wie dieses ermöglichen. Dazu gehören die im nymphenburger und Kosmos-Verlag tätigen Menschen mit ihren inspirierenden Ideen und ihrer Gestaltungskraft. Auch du als Leser*in gehörst zu jenen, die ihr Leben bewusst, achtsam und sinnvoll gestalten, und dies im Einklang mit der Natur tun möchten. Die Natur, die uns die wunderbaren Düfte in Form von Räucherwerk schenkt. Einen Dank auch an meinen Mann, Jürgen Schmieder, der mir bei LAB.DANUM und privat so herrlich ungestörte Freiräume fürs Schreiben schenkt.

ANHANG

Räucheranleitungen zum Download:
https://labdanum.de/Raeucheranleitungen
Wirkung von Räucherwerk:
https://labdanum.de/raeucherlexikon
Antworten auf Fragen rund ums Räuchern:
https://labdanum.de/Alles-ueber-s-Raeuchern

Räucherwerk und Zubehör:
LAB.DANUM – Die Räuchermanufaktur
Onlineshop für Räucherwerk: *www.labdanum.de*
Räucherkurse: Online, Präsenz, Ausbildung
https://kurse.labdanum.de

Quellen und Literatur
Der siebenfache Flügelschlag der Seele, Wolfgang Held,
Verlag freies Geistesleben
https://anthrowiki.at/Wochentag#Symbole_f.C3.BCr_die_Wochentage

BILDNACHWEIS

Mit 22 Farbfotos: 15 von Shutterstock (S. 6, 10, 14, 21, 26, 27, 34, 36, 37, 38, 45, 51, 52, 60), 5 von Stefan Holoch (S. 12, 17, 30, 54, 59) und 2 von Bastian Reffke (S. 22 u. 43).

Mit 7 Illustrationen von Shutterstock.

IMPRESSUM

Umschlaggestaltung von Gramisci Editorial Design, München / Claudia Geffert unter Verwendung eines Farbfotos von Stocksy (Cover), 7 Farbfotos von Andrea Maucher (Klappen), eines Farbfotos von Stefan Holoch (Klappe vorne) und eines Farbfotos von Roberto Bulgrin (Portrait Autorin)

Mit 32 Farbfotos und 7 Farbzeichnungen.

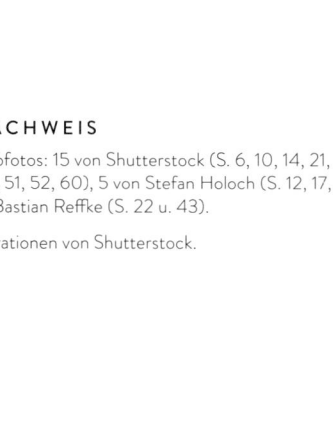

Unser gesamtes Programm finden Sie unter
kosmos.de/nymphenburger

Gedruckt auf chlorfrei gebleichtem Papier

© 2021, nymphenburger in der Franckh-Kosmos Verlags-GmbH & Co. KG, Pfizerstraße 5-7, 70184 Stuttgart

Alle Rechte vorbehalten
ISBN 978-3-96860-015-4
Projektleitung und Redaktion: Ramona Imhof
Gestaltung und Satz: Katrin Kleinschrot, Stuttgart
Produktion: Angela List
Druck und Bindung: Finidr, s.r.o., Český Těšín
Printed in The Czech Republic /
Imprimé en République Tchèque

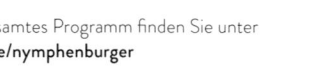

Eintauchen in die sinnliche Welt des Räucherns

Christine Fuchs entführt ihre Leserinnen und Leser in die sinnliche Welt des Räucherns. Ihr reich bebilderter Ratgeber bietet das komplette Einsteigerwissen, von den Formen des Räucherns bis zum Zubehör. In 40 Pflanzenporträts werden die besten heimischen Räucherstoffe, ihre Anwendung und Wirkung vorgestellt. Auch wer selber Räucherpflanzen sammeln und eigene Mischungen herstellen möchte, findet hier das nötige Grundlagenwissen und viele praktische Tipps.

Christine Fuchs
Räuchern mit heimischen Pflanzen
96 Seiten · ISBN 978-3-96860-008-6

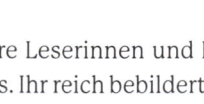

kosmos.de/nymphenburger